Greta Hessel M.A.

# Selbstheilung

durch Waldbaden -
Shinrin Yoku –
Forest Therapy –
Waldtherapie und
Waldmedizin

nach der staatlich
anerkannten
Stressprävention
aus Japan

# Danksagung:

Ich danke all meinen Schülern für die schöne Zeit, die wir im Wald verbringen durften und für das Vertrauen, was sie mir entgegen gebracht haben.

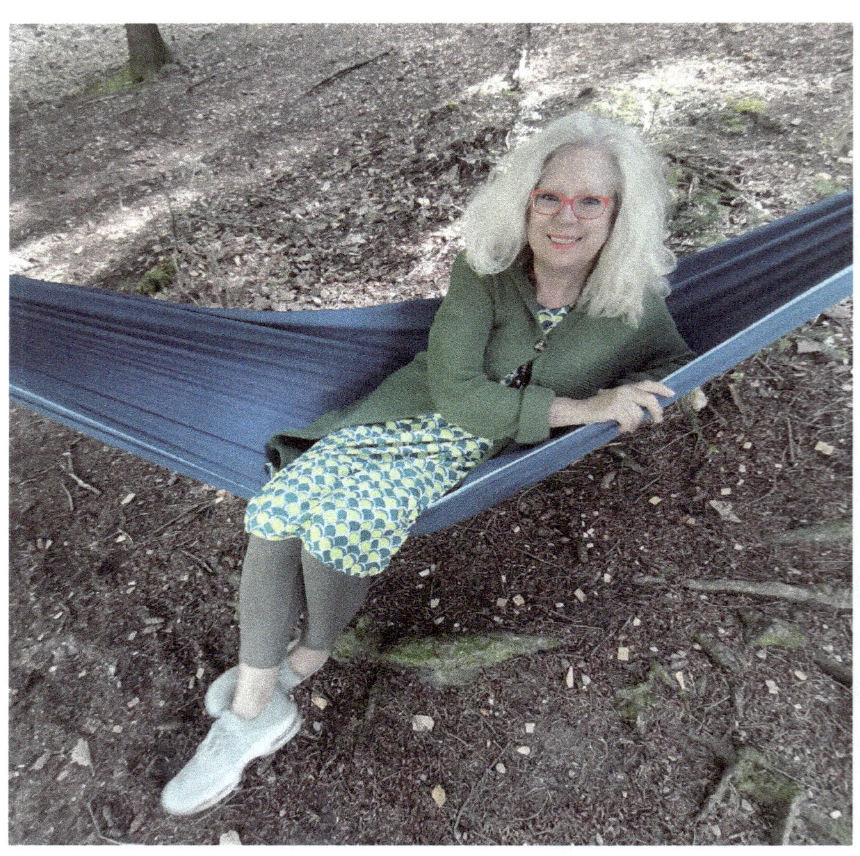

Greta Hessel M.A.

# Selbstheilung

durch Waldbaden -
Shinrin Yoku –
Forest Therapy –
Waldtherapie und
Waldmedizin

nach der staatlich
anerkannten
Stressprävention
aus Japan

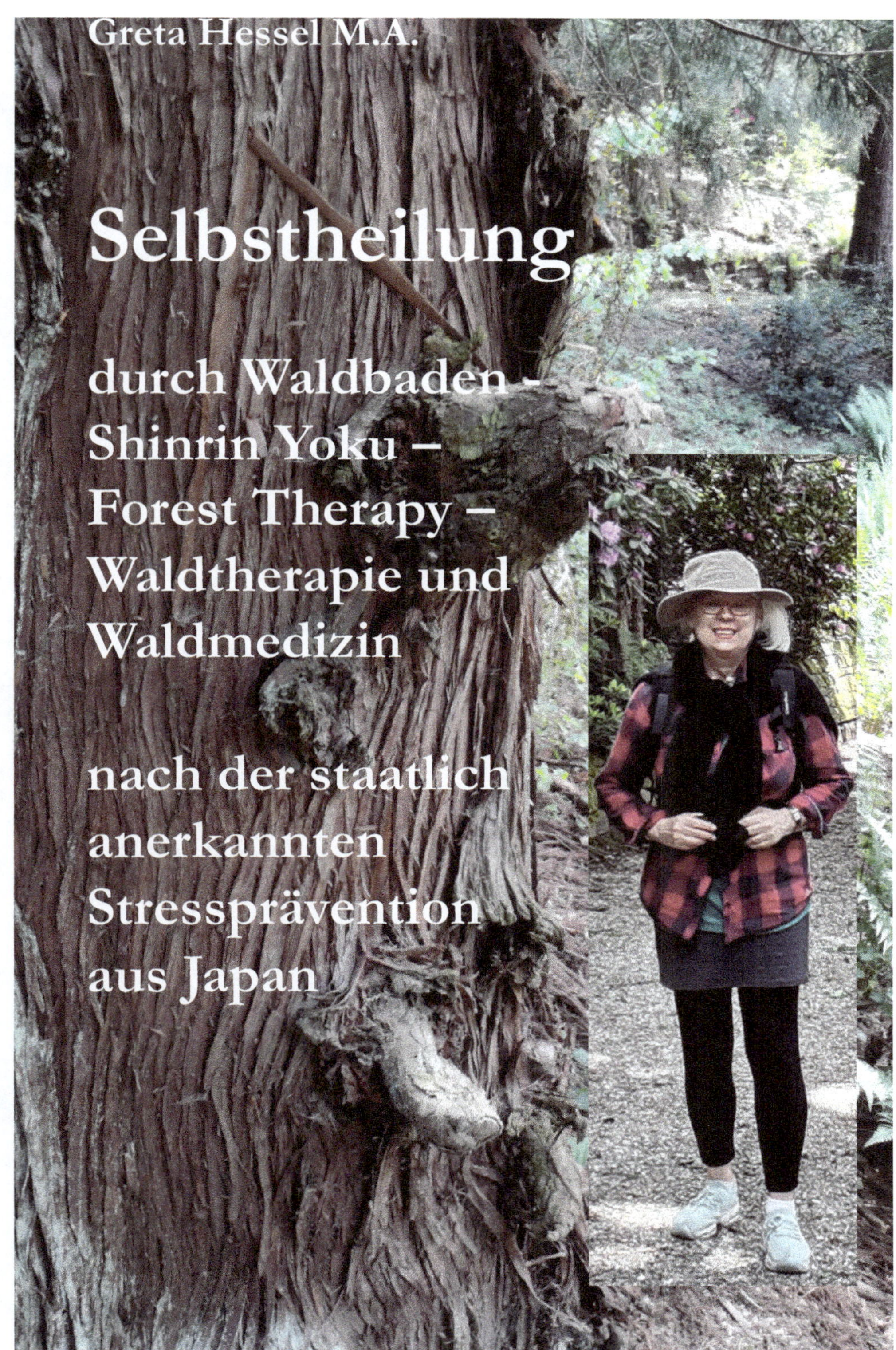

**Impressum:**
© 2024

Text, Fotos und Layout:  Greta Hessel M. A.,

76530 Baden-Baden,
Lichtentaler Allee 86,
Tel. 07221-3940363
Mail: greta.hessel@t-online.de
Homepage: www.greta-hessel.de

1.  Auflage September 2024

Alle Rechte der Verbreitung, auch durch Funk, Fernsehen, fotomechanische Wiedergabe, Tonträger jeder Art und auzugsweisen Nachdruck, vorbehalten.

ISBN: 9798338856604
Imprint: Independently published

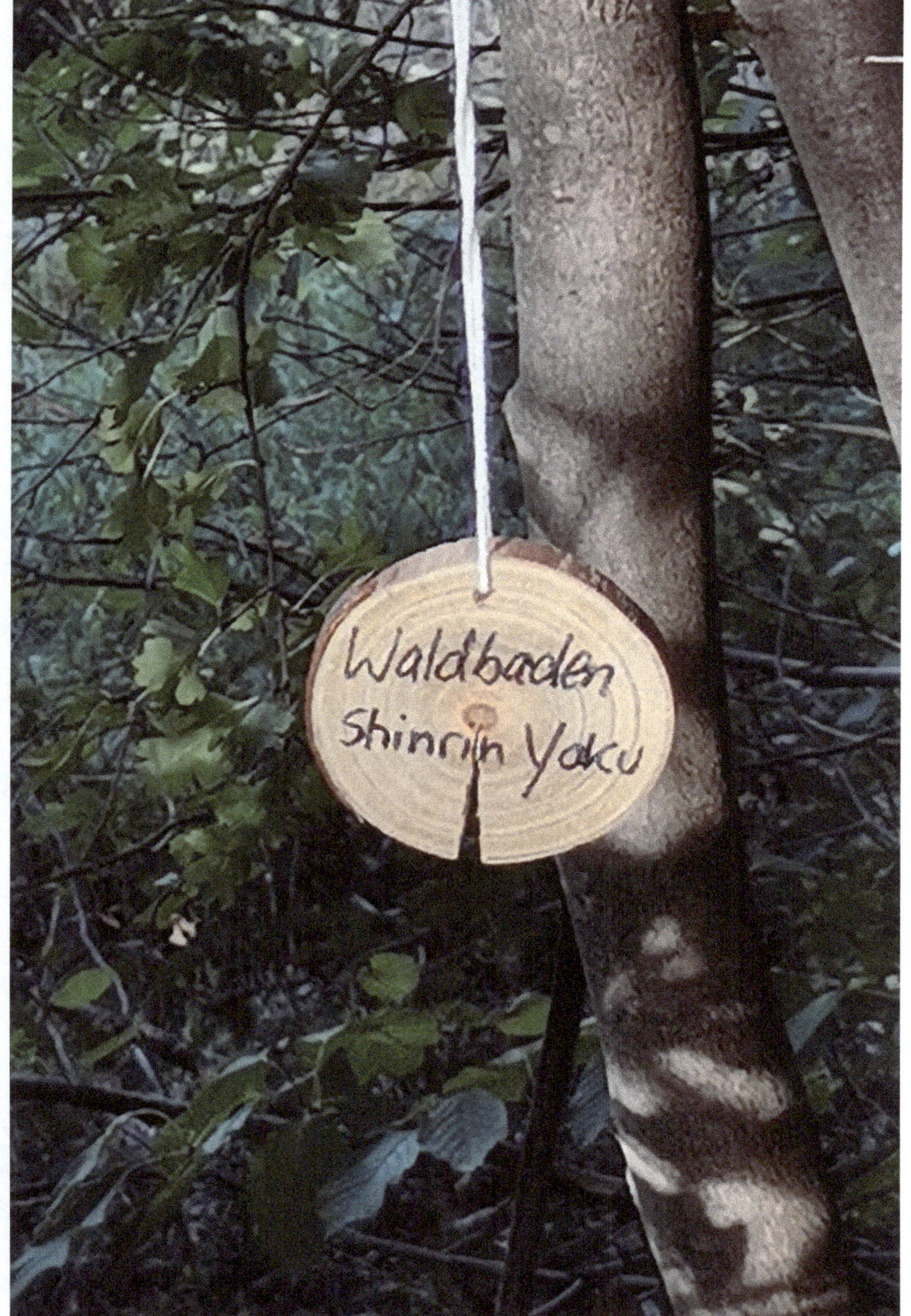

Waldbaden
Shinrin Yoku

Du, weiße Prinzessin der Sterne
myrrthenbekränzt
wie der verlorene Mond
unter goldener Sonne
balsamisch, träufelnder Nektar.
Befellte Du
verloren sind die Tage
freudvoller Erinnerung
unter der Einsamkeit.

Deines Siegels, Dein strahlender Sinn
ist getrübt zu Deinem Schutz, blind Deine Augen
wie ein Schild Dein wacher Geist
der Dein Smaragdherz hütet
den eigenen Gesang hörst du nicht
geraubt sind
die Farben Deiner Harmonien.

Kehre nun zurück
in Dein Wonnemeer aus weißem Honig
das Du bewohnt hast
in all den Jahrtausenden.

Du bist nicht zerbrochen
heilig ist dein Schutz
versiegelter Schönheit
und erneut wird wirken
dein Sonnentanz
auf grünem Grund
alte und neue Lieder Dir wecken
und den Zauber
einfachen Steines Gesangs
wie es am Anfang war
unter IO
der Mondin.


Bernhard

# Inhaltsangabe:

## Einleitung:

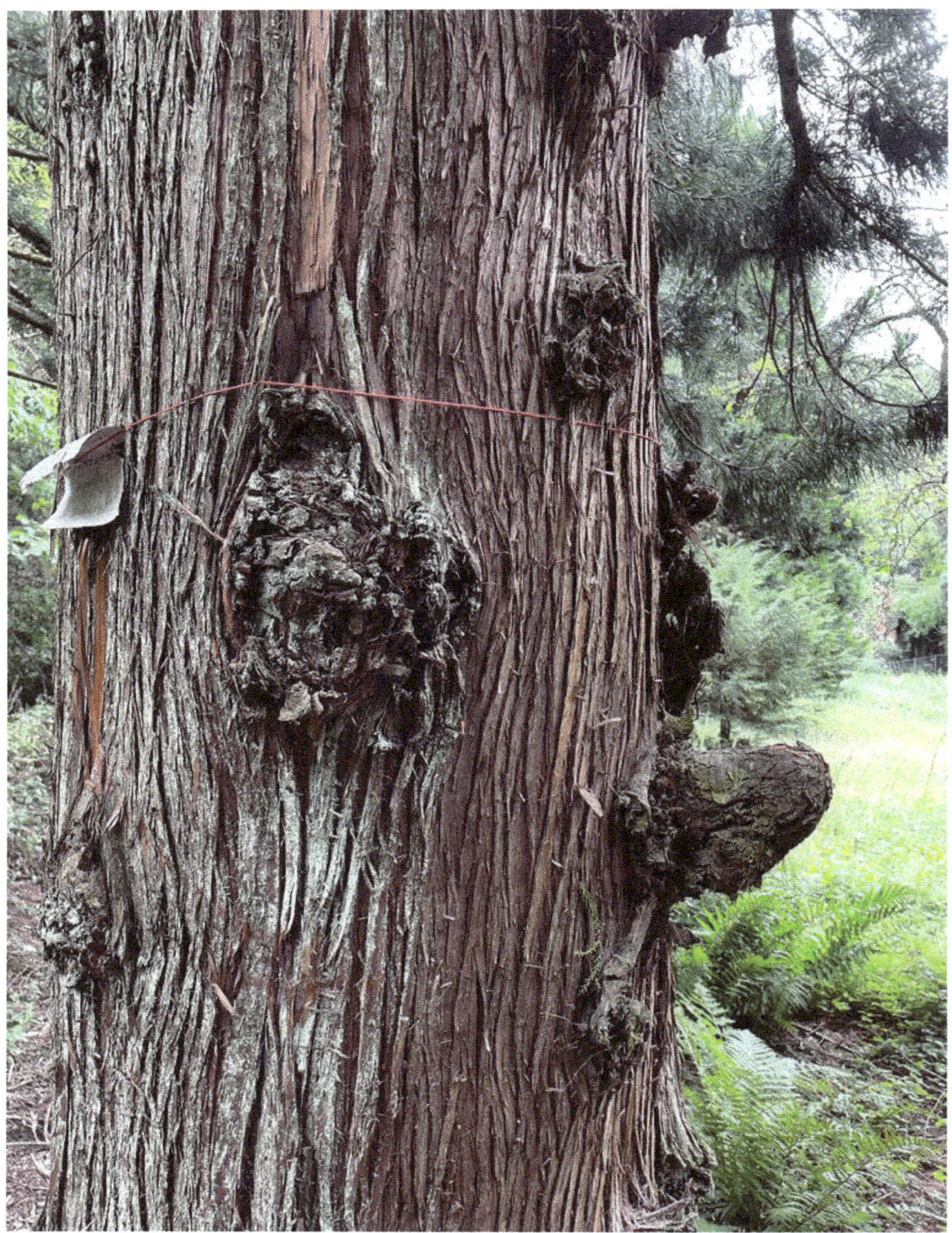

Die japanische Sicheltanne – Cryptomeria japonica /

Der heilige Tempelbaum

# Von japanischen Sicheltannen bis hin zu kalifornischen Mammutbäumen

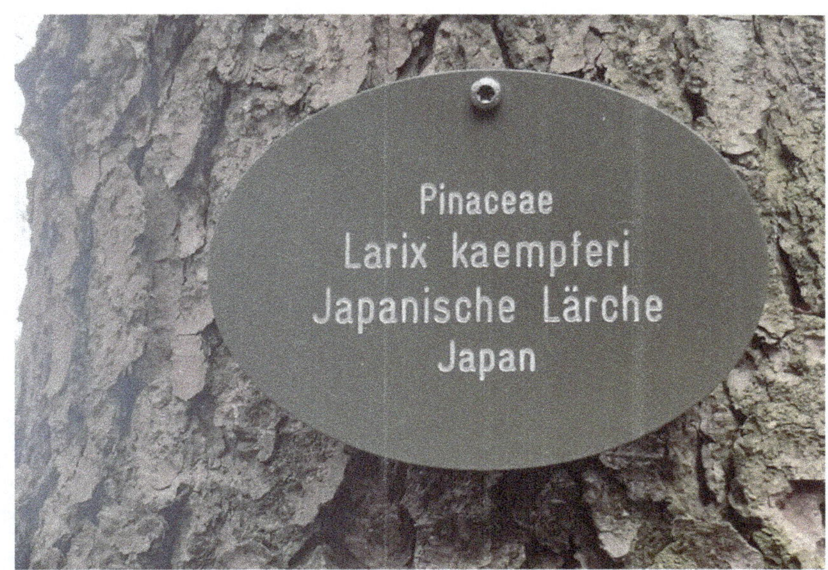


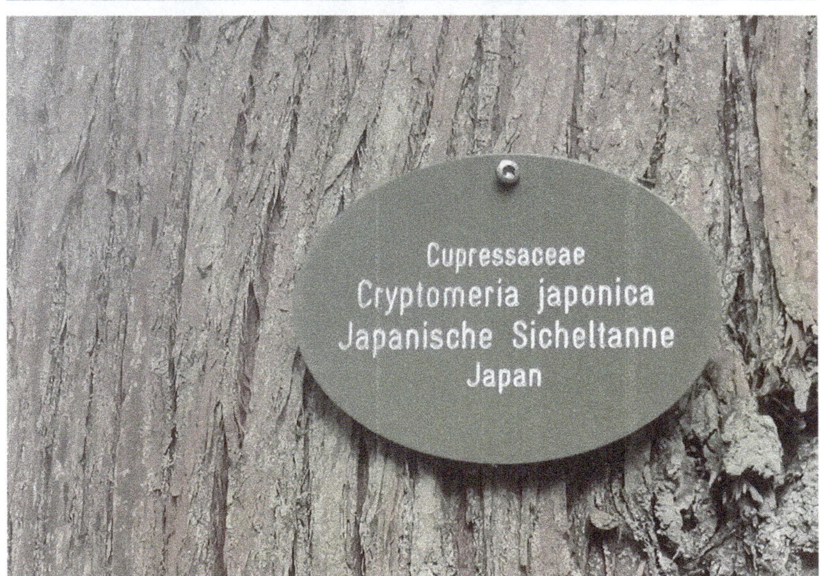


Japanische Bäume im Arboretum auf meinem
Shinrin Yoku Weg in Baden-Baden.
Ein Arboretum ist ein Baumpark von besonderen  Bäumen.
Arbo bedeutet Baum. Die Bäume können aus anderen Ländern
sein, oder besonders  selten.

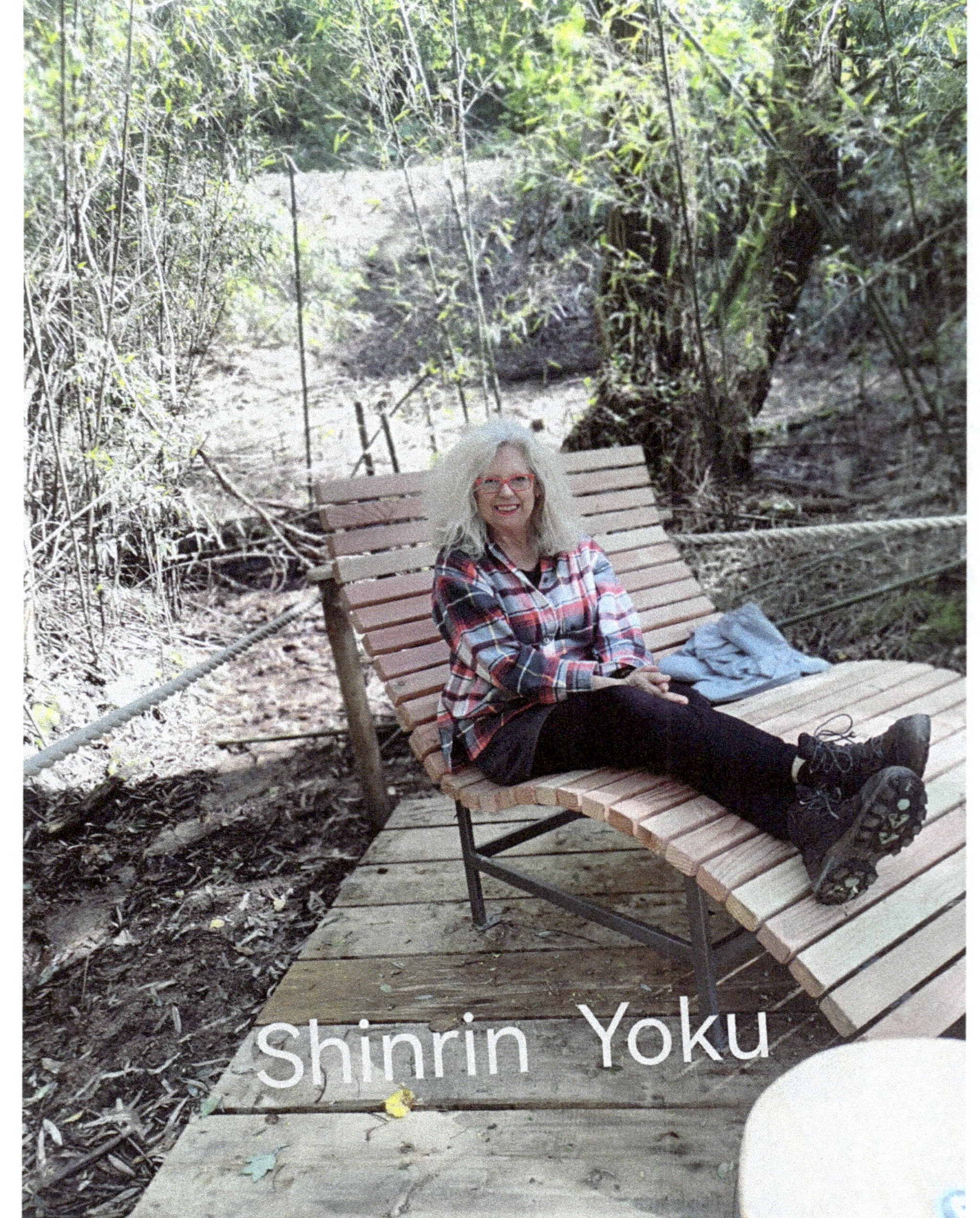
Shinrin Yoku

# Einleitung:

## Warum ich das erste Buch über Waldbaden geschrieben habe

Als ich 2017 noch in Freiburg wohnte, sah ich in den Buchhandlungen plötzlich eine Menge an Büchern über Wald und Bäume. Die Büchertische waren voll davon. Die meisten davon von Peter Wohlleben, ein Förster, der immer populärer wurde.
Ausgelöst durch die Publikationen von Peter Wohlleben, wusste ich, dass eine neue Welle auf uns zuströmt und ich fing an zu forschen. Heraus kam mein erstes Buch: „Waldbaden Shinrin Yoku. Wie der Wald uns gesund erhält", im BOD Verlag.
Das war noch vor der Covid-Welle, vor Ausbruch des Krieges und noch vor der Energiekrise und der Inflation.

Als Heilpraktikerin für Psychotherapie und Naturtherapie war mir die Heilkraft des Waldes sehr bewusst. Also fing ich an zu forschen und stieß schnell auf die japanische Kultur und die Kunst des SHINRIN YOKU, leider alles nur in englischer Sprache.
Mühsam übersetze ich die neuesten wissenschaftlichen Erkenntnisse und stieß auf die Forschungsergebnisse von Professor Dr. Lee und seinem Team.

Ausschlaggebend für seine Forschungen war die Tatsache, dass sich immer mehr Menschen in Japan suizidierten, vor allem junge Menschen, die den Anforderungen des Berufslebens nicht mehr gewachsen waren. Man nannte es KAROSHI. Andere wiederum starben an den Stressfolgen der Überarbeitung.

Da die Regierung in Japan, bei Tod am Arbeitsplatz eine Menge an Abfindungen an die Angehörigen zahlen musste, war sie gezwungen eine Lösung zu suchen. Deshalb wurden Forschungsgelder freigesetzt, um eine Strategie für den stressbedingten Suizid zu finden.

Prof. Dr. Lee und sein Team forschten auf der ganzen Welt und stießen dabei auf schwedische Ärzte, die festgestellt hatten, dass beim Anblick von Bäumen der Mensch schneller gesund wird. Es war also die Farbe GRÜN ausschlaggebend und GRÜN ist der Wald.

Also setzte das Team Probanden in Japans Wäldern aus und was jetzt neu war, sie wurden vor und nach dem Besuch der Wälder wissenschaftlich vermessen.

Tatsächlich hatten die Ausdünstungen der Bäume, die TERPENE, eine beruhigende Wirkung auf das vegetative Nervensystem. Dies geschah allerdings erst nach einem Aufenthalt im Wald von mindestens drei Stunden. In dieser Zeit wurden die Japaner mit Entspannungstechniken beschäftigt.
Ich trug all das Wissen zusammen und veröffentlichte das erste Buch über Waldbaden in Deutschland.

Allerdings war WALDBADEN nicht die richtige Übersetzung von SHINRIN YOKU – eigentlich müsste es heißen DIE WALDLUFT EINATMEN, aber das war zu lang. So freute sich die Presse und IM WALD BADEN boomte, auch ohne Badeanzug. WALDBADEN ließ sich nicht in die esoterische Ecke abdrängen, weil es wissenschaftlich bewiesen war, dass es tatsächlich Heilung bringt.

## Der Wald als HEILUNGSZENTRUM für Alle

Universitäten, Wissenschaftler und Trittbrettfahrer fragten bei mir an, wie ich WALDBADEN praktizieren würde. Ich sagte aber nichts, wer es lernen wollte, konnte ja zu mir kommen und das taten viele.

Kurz nach Erscheinen meines Buches boomten meine Seminare und das bis heute. Aber mein Wissen wurde kopiert und das eben auch unseriös. Es wurden Lehrgänge und Ausbildungen angeboten, ohne in den Wald gehen zu müssen!
Es wurden sogar Ausbildungen zum Waldbademeister angeboten!

Noch 2017 stand ich mit dem Keyword WALDBADEN an erster Stelle bei Google. Heute sind es tausende von Einträgen.
Wegen der Unseriösität habe ich die INTERNATIONALE AKADEMIE gegründet und wer hier eine Ausbildung absolviert hat, ist zertifizierter Kursleiter für original-japanisches SHINRIN YOKU.

Es ist notwendig eine Abgrenzung zu schaffen zu anderen esoterischen oder pädagogischen Techniken und es muss eine qualifizierte Ausbildung in Waldbaden/Shinrin Yoku geben, denn jeder der Yoga lernt und mit Menschen arbeitet muss eine Ausbildung absolvieren!

# Vermarktungsmaschine Waldbaden – eine kritische Betrachtung

Waldbaden und Kunst im Museum
Unter dem Begriff Waldbaden wird so alles vermarktet, was mit WALD zu tun hat, egal ob Forstwirtschaft, Pädagogik, Esoterik, Schamanismus, Waldexkursionen, Wanderungen, Waldbesichtigungen oder Wildnis-Erlebnisse.

## Was Waldbaden nicht ist!

Waldbaden ist keine Waldpädagogik, denn die Waldpädagogik erklärt den Wald, was aber bei Waldbaden kontraproduktiv ist, weil es wieder den Verstand aktivieren würde. Es geht bei Waldbaden jedoch genau darum diesen loszulassen, um in die Tiefenentspannung zu kommen.

Warum findet hier eine Begriffsverwirrung statt? Wenn ich Milch einkaufen will, bekomme ich auch keine Wurst und das ist hier der Fall. Wer im Museum einen Kurs für Waldbaden bucht, bekommt eine pädagogische Waldführung von einem Förster, der bekanntlich den Wald anders sieht als ein Therapeut.
Waldbaden ist keine Esoterik!

Waldbaden wird verzweckt, um Museumsbesucher mit esoterischen Angeboten anzulocken.

## Wenn der Kunde Milch einkauft und Wurst bekommt!

So bietet ein Museum neuerdings „Kunst und Waldbaden, Wellbeing im Museum" an.

Zitat aus der Homepage: www.museum-frieder-burda.de/
*„Ein umfangreiches Begleitprogramm erweitert den Museumsraum und die konventionelle Ausstellungspraxis und lädt Sie ein, Natur und Gemeinschaft, Körper und Geist auf neue Weise zu erfahren. Ob außergewöhnliche Yoga- und Soundhealing-Erlebnisse, Handpan-Workshops, kombinierte Sonderführungen im Museum und im Schwarzwald oder kreative Kurse der Kunstwerkstatt: Ein vielseitiges Wellbeing-Begleitprogramm, macht die Themen der Ausstellung mit allen Sinnen erfahrbar und ermöglicht einen kostbaren Moment der Ruhe."*

Da gibt es esoterische Angebote inmitten einer handgehäkelten Installation mit schamanischen Trommeln, wie Shamanic Yoga, Breathwork und Asanas. Nach dem man die Schuhe ausziehen muss, zum Erstaunen der Museumsbesucher, soll man die heilsamen Klänge tibetische Erdklangschalen, in die man sich auf Wunsch auch hineinstellen kann, Windspiele, Regenmacher und weiterer archaischen Instrumente genießen.
Unter Kunst und Waldbaden fallen Angebote wie:
Expeditionen in die Pflanzenwelt der berühmten Lichtentaler Allee. Herkunft und Geschichte der besonderen Bäume. Spaziergang durch Baden-Baden mit seinen Sagen,

Legenden und dem berühmten Thermalwasser.
Führungen durch den umgebenen Wald, durch die Förster, die über den Zustand unserer Wälder berichten.
*Anmerkung: (gehört alles zur Kategorie „Wald und Naturpädagogik" und hat mit Waldbaden nichts zu tun)*

## Wenn eine Ausstellung im Museum  gezeigt wird, dann wird sie damit zur KUNST erklärt!
## Wenn das Museum  aber eine Ausstellung zeigt, die an sich nicht zur Kunst gehört, sondern zur Gewerbekunst, dann wird das Museum zum Museum für Gewerbekunst?

Anmerkung:

*Das Museum Frieder Burda ist ein Museum für moderne Kunst in Baden-Baden, welches im Oktober 2004 nach einem Entwurf des Architekten Richard Meier gebaut wurde. https://www.museum-frieder-burda.de/*

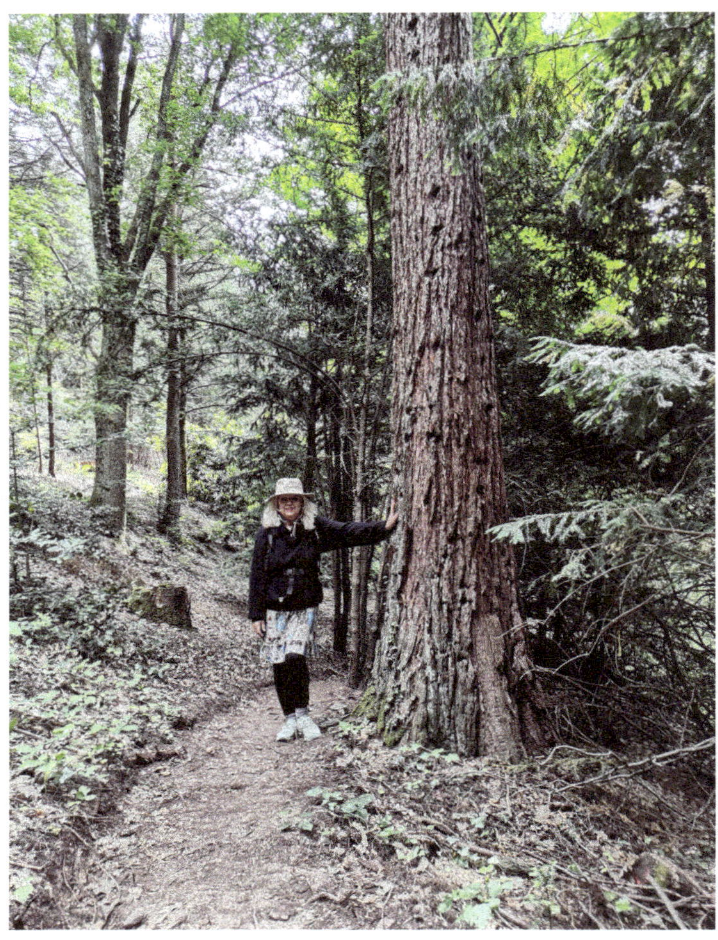

# Kapitel 1:
# Einführung in die Waldtherapie und ihre Ursprünge

Die Waldtherapie, auch als „Shinrin-Yoku" oder „Waldbaden" bekannt, hat ihre Wurzeln in Japan. Sie basiert auf der Idee, dass der Aufenthalt im Wald positive Effekte auf unsere Psyche hat. Waldtherapeuten führen Menschen in die Natur, um Stress abzubauen und das Wohlbefinden zu steigern. Durch das bewusste Wahrnehmen der Umgebung mit allen Sinnen, das Einatmen der frischen Waldluft und die Stille des Waldes, können Teilnehmende eine tiefe Entspannung erfahren. Die Therapie im Wald kann bei verschiedenen seelischen Problemen unterstützend wirken und wird zunehmend populärer. Für Interessierte gibt es sogar spezielle Ausbildungen zum Waldtherapeuten, um professionell in diesem Bereich tätig zu werden.

## 1.1 Die positiven Auswirkungen von Waldtherapie auf die Gesundheit

Waldtherapie gewinnt an Beliebtheit als Weg zur Verbesserung der seelischen Gesundheit. Diese Therapieform nutzt die heilende Kraft der Natur, um Stress abzubauen, die Stimmung zu heben und das allgemeine Wohlbefinden zu fördern. Der Aufenthalt im Wald, das Einatmen der frischen Luft, das Lauschen auf die Geräusche der Natur und das Beobachten der grünen Umgebung können beruhigend wirken und helfen, von den Belastungen des Alltags Abstand zu nehmen.

Studien zeigen, dass regelmäßige Waldspaziergänge das Stresshormon Cortisol senken und die Konzentration von Glückshormonen wie Serotonin und Dopamin erhöhen können. Dies trägt dazu bei, Symptome von Depressionen und Angstzuständen zu lindern. Waldtherapie ist somit eine wertvolle Ergänzung zu herkömmlichen Behandlungsmethoden bei seelischen Problemen.

## 1.2 Wie funktioniert Waldtherapie

Waldtherapie nutzt die heilende Kraft der Natur, um seelische Probleme zu lindern. In der Ruhe des Waldes finden Teilnehmer durch geführte Übungen Entspannung und können Stress abbauen. Waldtherapeuten leiten zu Achtsamkeitsübungen an, bei denen die Sinne angeregt werden: das Rauschen der Blätter hören, die frische Waldluft riechen oder die Rinde der Bäume fühlen. Diese sensorischen Erfahrungen helfen, die Verbindung zur Natur zu stärken und den Geist zu beruhigen. Therapie im Wald bietet zudem einen Rahmen für sanfte Bewegung, was zusätzlich das Wohlbefinden fördert. Die Ausbildung zum Waldtherapeut umfasst meist Elemente aus der Psychotherapie, Ökopsychologie und Naturheilkunde, um Menschen bei der Bewältigung ihrer seelischen Probleme professionell im Wald begleiten zu können. Waldbaden, als Teilaspekt der Waldtherapie, betont das Eintauchen in die Atmosphäre des Waldes und das bewusste Erleben der Natur.

Waldtherapie oder Naturtherapie, hat sich als wertvolle Methode zur Unterstützung bei seelischen Problemen erwiesen. Die Praxis, in die Stille und Ruhe des Waldes einzutauchen, bietet zahlreiche psychologische Vorteile.

Greta Hessel, eine Expertin auf diesem Gebiet, betont die heilende Kraft der Natur. Durch Waldtherapie können Menschen Stress abbauen, ihre Stimmung verbessern und ein Gefühl des Wohlbefindens fördern. Die natürliche Umgebung wirkt beruhigend und ermöglicht es, aus dem hektischen Alltag auszubrechen und eine tiefere Verbindung zur Natur herzustellen.

Greta Hessel führt an, dass die Waldtherapie eine Chance bietet, sich selbst zu reflektieren und innere Balance zu finden. Sie ist eine sinnvolle Ergänzung zu traditionellen Therapieformen und kann bei den unterschiedlichsten Problemen unterstützend wirken.

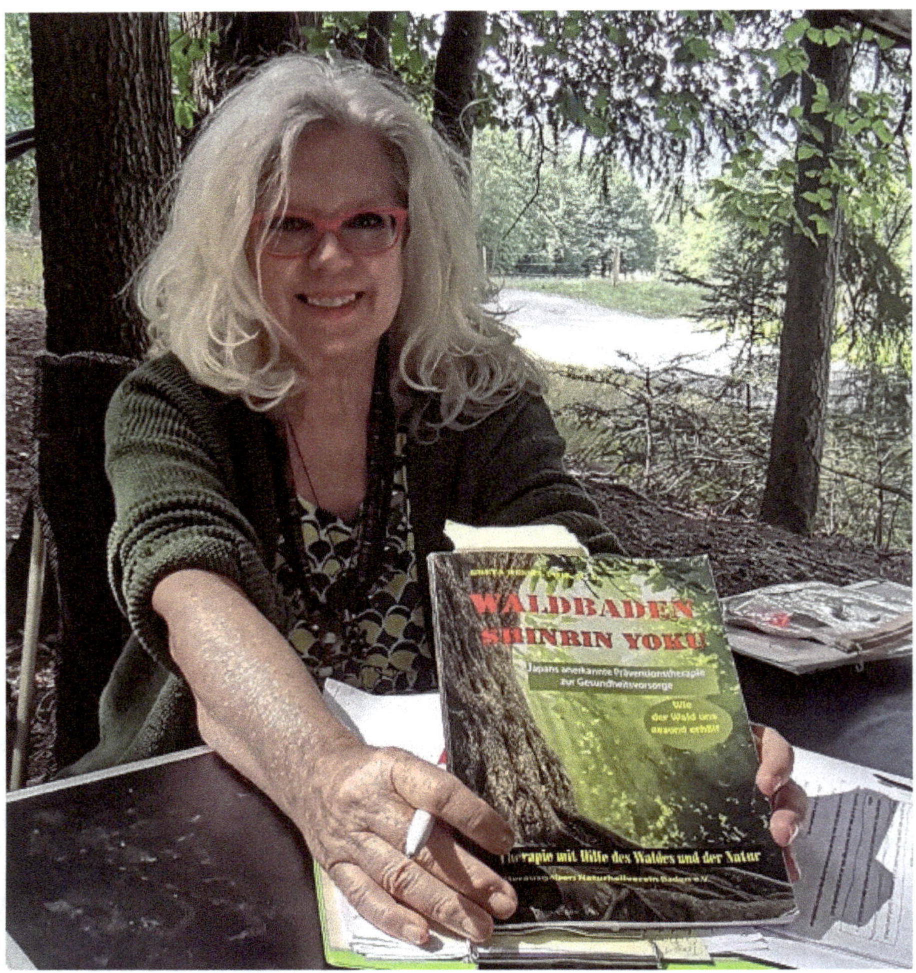

# Kapitel 2:
# Warum Stress zum Tod führen kann!

## 2.1 Was ist Stress?

Stress ist eine natürliche Reaktion des Körpers auf Herausforderungen oder Anforderungen, die als belastend empfunden werden. Er kann sowohl physische als auch psychische Ursachen haben und äußert sich oft in Symptomen wie Anspannung, Angst, Müdigkeit oder Reizbarkeit. Stress kann durch verschiedene Faktoren ausgelöst werden, wie zum Beispiel berufliche Anforderungen, persönliche Probleme oder gesundheitliche Sorgen. Es ist wichtig, Stress zu erkennen und geeignete Bewältigungsstrategien zu entwickeln, um die negativen Auswirkungen auf das Wohlbefinden zu minimieren.

Burnout ist ein Zustand emotionaler, physischer und mentaler Erschöpfung, der häufig durch chronischen Stress, Überlastung oder anhaltende Frustration am Arbeitsplatz oder in anderen Lebensbereichen verursacht wird. Menschen, die unter Burnout leiden, fühlen sich oft überfordert, ausgebrannt und haben das Gefühl, dass ihre Leistungsfähigkeit nachlässt.
Zu den typischen Symptomen gehören Müdigkeit, Schlafstörungen, Konzentrationsschwierigkeiten, ein Gefühl der Entfremdung von der Arbeit oder den Mitmenschen sowie eine allgemeine negative Einstellung. Es ist wichtig, Burnout ernst zu nehmen und rechtzeitig Maßnahmen zu ergreifen, um die eigene Gesundheit und das Wohlbefinden zu schützen.

Das vegetative Nervensystem, auch autonomes Nervensystem genannt, spielt eine entscheidende Rolle bei der Reaktion des Körpers auf Stress. Es besteht aus zwei Hauptteilen: dem sympathischen und dem parasympathischen Nervensystem.

**1. Sympathisches Nervensystem:** Bei Stress aktiviert dieses System die „Kampf- oder-Flucht"-Reaktion. Es erhöht die Herzfrequenz, steigert den Blutdruck und fördert die Ausschüttung von Stresshormonen wie z. B. Adrenalin. Diese Reaktionen bereiten den Körper darauf vor, schnell zu handeln.

**2. Parasympathisches Nervensystem:** Nach der Stressreaktion hilft dieses System, den Körper wieder in einen Ruhezustand zu versetzen. Es senkt die Herzfrequenz, reduziert den Blutdruck und fördert Entspannungsprozesse.

Ein Ungleichgewicht zwischen diesen beiden Systemen, insbesondere eine Überaktivierung des sympathischen Nervensystems, kann zu chronischem Stress führen, was negative Auswirkungen auf die Gesundheit haben kann. Techniken wie Meditation, Atemübungen und regelmäßige Bewegung können helfen, das vegetative Nervensystem ins Gleichgewicht zu bringen und Stress abzubauen.

Cortisol ist ein Steroidhormon, das in der Nebennierenrinde produziert wird. Es spielt eine entscheidende Rolle im Stoffwechsel, bei der Regulierung des Blutzuckerspiegels, der Immunantwort und der Reaktion auf Stress. Cortisol wird oft als „Stresshormon" bezeichnet, da es in Reaktion auf Stressoren freigesetzt wird.

Wenn der Körper mit Stress konfrontiert wird – sei es physischer Stress (wie Verletzungen oder Krankheiten) oder psychischer Stress (wie Angst oder Druck) – aktiviert das Gehirn die Hypothalamus-Hypophysen-Nebennieren-Achse (HPA-Achse). Dies führt zur Freisetzung von Corticotropin-Releasing-Hormon (CRH), das die Hypophyse stimuliert, Adrenocorticotropes Hormon (ACTH) freizusetzen. ACTH wiederum regt die Nebennieren an, Cortisol zu produzieren.

Cortisol hat mehrere Funktionen:
Erhöhung des Blutzuckerspiegels: Es fördert die Glukoneogenese, einen Prozess, bei dem Glukose aus Nicht-Kohlenhydratquellen gebildet wird.
Unterdrückung des Immunsystems: Um Energie für die Bewältigung von Stress bereitzustellen, kann Cortisol entzündungshemmend wirken und die Immunantwort dämpfen.
Beeinflussung des Stoffwechsels: Es hilft bei der Regulierung des Fett-, Protein- und Kohlenhydratstoffwechsels.

Obwohl Cortisol in akuten Stresssituationen hilfreich sein kann, kann chronisch erhöhtes Cortisol aufgrund von anhaltendem Stress negative Auswirkungen auf den Körper haben. Dazu gehören:
Gewichtszunahme, Schlafstörungen, Angst und Depression, Erhöhtes Risiko für Herz-Kreislauf-Erkrankungen und Beeinträchtigung des Immunsystems.
Es ist wichtig, Strategien zur Stressbewältigung zu entwickeln, um die negativen Auswirkungen von chronischem Stress und erhöhtem Cortisol zu minimieren. Dazu gehören regelmäßige Bewegung, gesunde Ernährung, ausreichend Schlaf und Entspannungstechniken wie Waldbaden, Meditation oder Yoga.

Der Gegenspieler von Cortisol ist Melatonin.
Melatonin ist ein Hormon, das hauptsächlich von der Zirbeldrüse im Gehirn produziert wird. Es spielt eine entscheidende Rolle bei der Regulierung des Schlaf-Wach-Rhythmus und hat mehrere wichtige Funktionen:
Regulierung des Schlafzyklus: Melatonin wird in Reaktion auf Dunkelheit produziert und signalisiert dem Körper, dass es Zeit zum Schlafen ist. Es hilft, den circadianen Rhythmus (den biologischen 24-Stunden-Zyklus) zu steuern, indem es die Schläfrigkeit fördert und die Wachsamkeit verringert.

Antioxidative Eigenschaften: Melatonin hat antioxidative Eigenschaften, was bedeutet, dass es helfen kann, Zellen vor Schäden durch freie Radikale zu schützen. Dies kann zur allgemeinen Gesundheit beitragen und möglicherweise das Risiko bestimmter Krankheiten verringern.

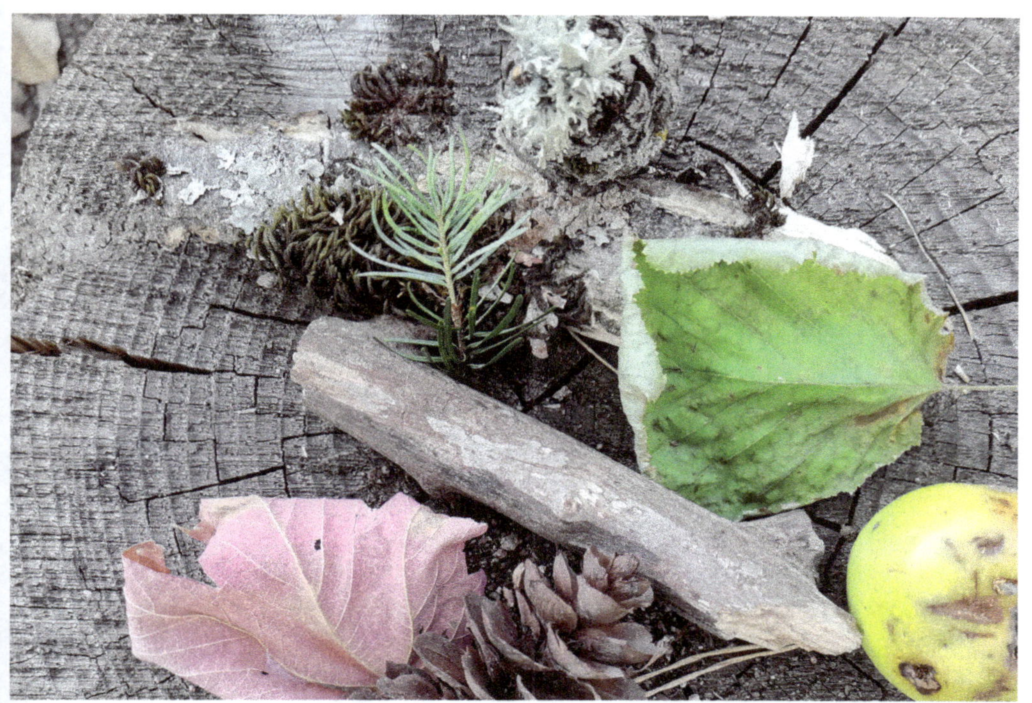

Regulierung des Immunsystems: Es gibt Hinweise darauf, dass Melatonin das Immunsystem unterstützen kann, indem es die Produktion von Immunzellen fördert und entzündungshemmende Wirkungen hat.

Einfluss auf die Stimmung: Melatonin kann auch eine Rolle bei der Regulierung der Stimmung spielen. Ein Ungleichgewicht im Melatoninspiegel kann mit Stimmungsstörungen wie Depressionen in Verbindung gebracht werden.

Unterstützung bei Jetlag: Melatonin wird häufig als Nahrungsergänzungsmittel verwendet, um Symptome von Jetlag zu lindern, da es helfen kann, den Schlaf-Wach-Rhythmus nach Reisen über verschiedene Zeitzonen hinweg anzupassen.

Die Produktion von Melatonin wird durch Licht beeinflusst; helles Licht (insbesondere blaues Licht von Bildschirmen) kann die Melatoninproduktion hemmen. Daher wird empfohlen, abends auf helle Bildschirme zu verzichten oder spezielle Blaulichtfilter zu verwenden, um die natürliche Melatoninproduktion nicht zu stören.

Insgesamt ist Melatonin ein wichtiges Hormon für die Aufrechterhaltung eines gesunden Schlafmusters und hat darüber hinaus auch andere gesundheitliche Vorteile.

**Gut zu wissen:**

## Tipp: Senile Bettflucht

Gegen 5 Uhr morgens steigt der Cortisolspiegel an und der Mensch wird wach. Ältere Menschen haben weniger Melatonin, als Jüngere. Füllt man aber den Melatoninspiegel auf durch Einnahme von Melatonin (in Apotheken und Drogeriemärkten zu erhalten) dann ist das Durchschlafen kein Problem mehr!

2.2 Zur Stressprävention und Gesundheitsvorsorge zitiere ich hier einen Auszug aus meinem Buch: WALDBADEN SHINRIN YOKU:

„Alle körperlichen Störungen haben oft auch eine seelische Ursache. Es kommt zum schlechten Allgemeinbefinden, den sogenannten psychosomatischen Beschwerden, die zu einer körperlichen und psychischen Erschöpfung führen.

Auch schwerwiegende Lebensereignisse, insbesondere Verlust eines nahen Mitmenschen, oder eine Scheidung, sowie chronische Konflikte in einer Beziehung, Zeitmangel, Termindruck, Lärm, Geldmangel, Armut, Schulden, Versagensangst, Perfektionismus (überhöhte Ansprüche an sich selbst und an andere), soziale Isolation, Schlafentzug, Reizüberflutung, Langeweile und Lethargie. Überforderung durch neue technische Entwicklungen. Alles Vorgenannte kann letztendlich zum Burnout-Phänomen führen.

## Was Shinrin Yoku bewirkt:

- Besserer Umgang im Alltag mit Stress
- Stabilisierung des Blutdrucks
- Stabilisierung des Blutzuckerspiegels (besonders für Diabetiker)
- Stabilisierung des Cortisolspiegels
- Ausgleichendes Wirken auf das vegetative Nervensystem
- Verbesserung des Immunsystems
- Erhöhung der natürlichen Killerzellen (Bekämpfung der Viren und Krebszellen)
- Verbesserung der Schlafqualität
- Verbesserung der intuitiven Wahrnehmung
- Verbesserung des Wohlbefindens

Durch den Spaziergang im Wald und die Einatmung der Terpene (Aromen der Bäume) kommt der Mensch in einen Zustand tieferer Entspannung.

Ist Shinrin Yoku / Waldbaden nur ein erholsamer Waldspaziergang?
Schon von jeher weiß der Mensch, dass ein Spaziergang im Wald, wohltuend und erholsam ist. Der Sonntagsausflug in den Wald ist für viele Familien Tradition, anschließend wird meist eingekehrt in ein Ausflugslokal in der Nähe des Waldes. Diese Aktivitäten, schon lange als wohltuend bekannt, sind nun auch wissenschaftlich als solche belegt.
Forschungsinhalte:
Wissenschaftliche Erkenntnisse zu japanischen Wäldern in denen Shinrin Yoku hauptsächlich wohltuende messbare Wirkungen bringt. (Diabetes, Bluthochdruck, Krebs, Schlafstörungen, ADHS, Energielosigkeit, Cortisolspiegel, Stress-Symptome, Angsterkrankungen, Burnout, Depressionen, Fettsucht, Herz-Kreislaufproblem, vermindertes Immunsystem und Störungen im vegetativen Nervensystem).

# 2.3. Warum Shinrin Yoku gegen Stress wirkt:

Die Fettstoffwechselstörung – zu viel Cholesterin (Blutfettwerte) im Blut
Stress und erhöhte Cholesterinwerte sind eng miteinander verbunden. Ein erhöhter
Cholesterinwert ist gefährlich und kann möglicherweise zu einem Herzinfarkt führen.
Die Werte können sich durch andauernden Stress erhöhen. Jeder Mensch reagiert anders auf Stress. Studien haben aber gezeigt, dass manche Menschen mit einem heftigen
Anstieg der Cholesterinwerte reagieren und manche aber gar nicht.

**Angina pectoris - Herzschwäche**
Der Herzmuskel wird nicht mehr genügend durchblutet, weil die Gefäße verkalkt sind
und die Folge davon ist eine Herzschwäche, die sich durch Schmerzen in der linken
Brust bemerkbar machen kann.

**Herzinfarkt**
Führt die Verkalkung der Herzkranzgefäße zu einem teilweise oder vollständigen Verschluss, so stirbt der abhängige Bezirk des Herzmuskels aufgrund der fehlenden Blutversorgung teilweise ab. Es entwickelt sich ein lebensbedrohlicher Herzinfarkt.

**Schlaganfall**
Wenn Teile des Gehirns von der lebensnotwendigen Blutzufuhr abgeschnitten werden
oder wenn diese durch die Gefäßverengungen nicht genügend versorgt werden, kann
sich ein sogenannter Schlaganfall entwickeln.

Abbau der hohen Cortisolwerte durch Shinrin Yoku / Waldbaden
Cortisol ist ein Stresshormon und für Stoffwechselvorgänge mit zuständig. Cortisol
stellt dem Körper Energie zur Verfügung und wirkt auf das Immunsystem.

In Dr. Li's  Studie wurden Speichelproben mit einer Salivette sofort eingefroren und
zur Analyse zum Labor transportiert. Ergebnis nach dem Wandern im Waldgebiet:
Die Konzentration des Speichel-Cortisols war signifikant gesunken. Rückgang nach
dem Gehen im Wald um 15,8 %. Rückgang nach Betrachten des Waldes um 12,4%. Im
Vergleich zu den Probanden, die in Stadtgebieten unterwegs waren.

## Chemiebombe „Bauchfett"

Warum das Bauchfett so ungesund ist:
Bei einem dicken Bauch hat sich in der Bauchhöhle, rund um die Organe, das sogenannte Viszeral Fett (Organfett) gebildet hat. Das Viszeral Fett umgibt zum Beispiel
Leber und Darm und ist sehr stoffwechselaktiv. Das Bauchfett produziert – im Gegensatz zum Fett an anderen Körperstellen – Stoffe, die für den Körper schädlich sind, z.B. höhere Triglyceridwerte, ungesundere Fettsäuren und ist damit negativ zu
bewerten. Das Bauchfett reichert sich mit Chemikalien wie Pestiziden, Herbiziden und
bestimmte Petrochemikalien aus Haushaltsreinigern an.

Regelmäßige Waldspaziergänge sorgen nicht nur für ein gesundes Immunsystem, sie fördern durchaus die Minimierung des schädlichen Bauchfettes durch die Bewegung. Shinrin Yoku wirkt positiv auf Diabetes:
Shinrin Yoku kann eine Verminderung des Blutzuckerspiegels bewirken. Ein erhöhter Blutzuckerspiegel führt zu Diabetes!

## Zucker – die süße Droge

Der Mensch nimmt ca. täglich 150 g Zucker zu sich, Kinder bis zu 400 g, meist versteckt in Säften (Coca Cola enthält 37 Zuckerwürfel und in 2 EL Ketchup ist 1 EL Zucker enthalten). Schon in der Babynahrung ist Zucker enthalten, von klein auf werden wir auf Süßes programmiert. Die Zuckerindustrie ist gigantisch einfallsreich. Mit dem Begriff „Zucker" sind sowohl die isolierten Zucker, die natürlichen Zuckerbausteine der Lebensmittel, aber auch der Zuckergehalt im Blut bezeichnet. Zucker erzeugt u.a. Karies, ist Verursacher verschiedener Zivilisationskrankheiten, wie Arteriosklerose und kann das Entstehen von Diabetes begünstigen und die Darmflora verändern.

Und last but not least: Zucker ist ein großer Vitamin-B-Räuber, insbesondere Vitamin-B1, was wiederum zu Müdigkeit, Konzentrationsmangel und Leistungsschwäche führen kann. Zucker liefert viele Kalorien, die wiederum in Fett umgewandelt werden, was zu Übergewicht führt. Dabei macht Zucker nicht satt, es fehlen nämlich die sättigenden Ballaststoffe. Heißhungerattacken führen zum raschen Anstieg des Blutzuckerspiegels, der aber dann wieder rapide absinkt und wieder Hungergefühl auf Süß eintritt. Ein Teufelskreislauf. Dabei ist Zucker ernährungsphysiologisch fast völlig überflüssig, inklusive der Zuckerersatzprodukte.

## Shinrin Yoku vermindert hohen Blutdruck, Herz und Kreislauferkrankungen:

Rund 500.000 Menschen fallen jährlich allein in unserem Land Herz- und Kreislauferkrankungen zum Opfer.
Als Blutdruck bezeichnet man jenen Druck, den das Blut während der Anspannung des Herzens (Systole) beziehungsweise während der Entspannung des Herzens (Diastole) auf die Arterienwände ausübt. Der Blutdruck wird in Millimeter Quecksilbersäule (= mmHg) angegeben.

Der obere (systolisch) Blutdruckwert sollte zwischen 120 und 140 mmHg liegen. Der untere Wert (diastolisch) sollte sich zwischen 60 – 80 mmHg bewegen. Die Werte werden über einen längeren Zeitraum in einen Blutdruckpass eingetragen. Normal ist 130/80 optimal 120/70. Ältere Menschen haben in der Regel einen leicht erhöhten Blutdruck. Über 175/100 sollten Medikamente eingenommen werden. Medikamente haben jedoch oft Nebenwirkungen, deswegen sind regelmäßige Waldspaziergänge zum Vorteil.

Dr. LI's Ergebnisse: Änderung der Pulsfrequenz nach dem Spaziergang im Wald.
Bei den Probanden in Waldumgebungen war die durchschnittliche Pulsfrequenz signifikant niedriger, als im Vergleich zu denen, die sich in städtischen Umgebungen aufhielten.
Beim systolischen Blutdruck wurden verschiedene Arten der Umweltstimulation beobachtet. Der durchschnittliche systolische Blutdruck war in der Waldumgebung signifikant niedriger als in der Stadtumwelt (1,4% Rückgang nach Betrachtung des Waldes; 1,9% Abnahme nach dem Spaziergang im Wald.)

Die Studie zeigt Veränderung nach einem Spaziergang im Wald:
Es wurden 12 gesunde männliche Probanden zwischen 37 und 55 Jahren untersucht. Sie nahmen an einer zwei - dreitägigen Reise in Waldgebiete in Liyama, Präfektur Nagano, in Nordwest-Japan Anfang September 2005 teil. Am zweiten und dritten Tag wurde Blut entnommen und festgestellt, dass es signifikante Unterschiede nach Aufenthalt in Wald- oder Stadtluft gab.

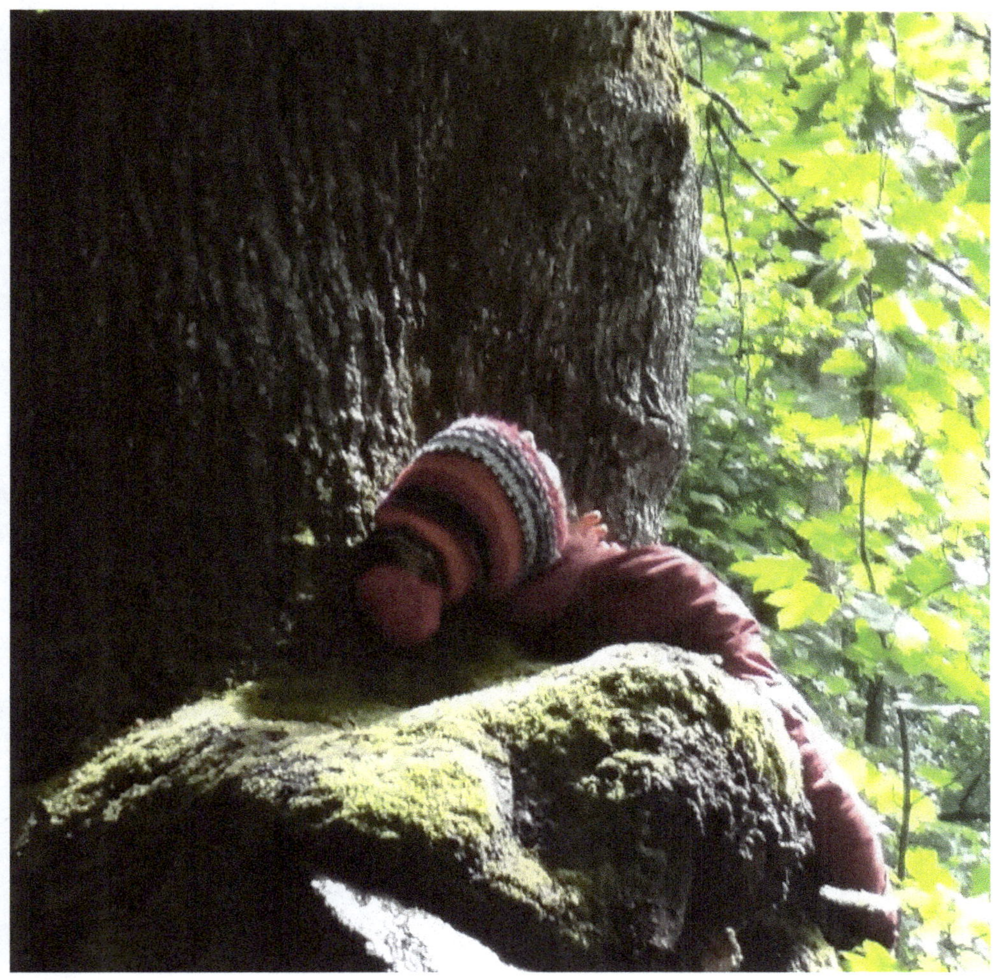

Das Messergebnis sank um 7,0 %, wenn die Probanden sich im Wald aufhielten, verglichen mit dem Ergebnis in der Stadtumgebung. Die Ergebnisse zeigen also, dass der Aufenthalt im Wald Stress reduzieren und Entspannung bewirken kann. Diese Erkenntnisse stimmen auch mit der Erfahrung vieler Menschen überein.

In der Chariteé in Berlin werden derzeit die ganzen Intensivstationen umgebaut, sowie die geriatrische Abteilung. Hier werden an den Decken und Wänden überall Bilder von Wäldern angebracht, damit die Langzeitpatienten einen Heilungsprozess durchleben dürfen zur Unterstützung der Psychohygiene. Eine Studie hat ergeben, dass diese Patienten weniger Schmerzmittel benötigen.

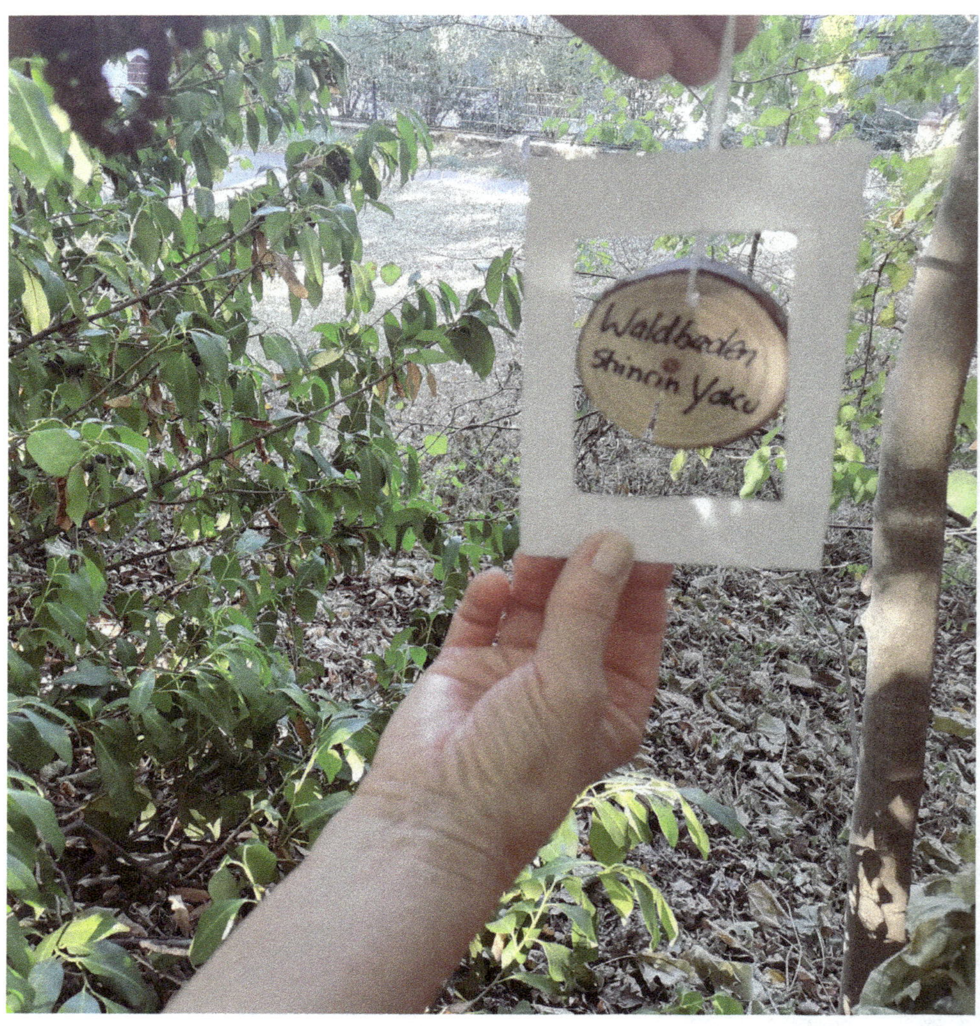

# Kapitel 3: Wie du Waldbaden richtig anwendest

Das Waldbaden sollte mindestens 3 Stunden praktiziert werden, da es sonst weniger Wirkung hat. In diesen drei Stunden solltest du dich langsam und achtsam bewegen. Du gehst in den Wald, verlangsamst dein Tempo und nimmst die Umgebung mit allen Sinnen wahr. Dabei atmest du die frische Waldluft ein, lauschst den Geräuschen der Natur und fühlst die Pflanzen und den Boden. Die ruhige und entspannende Umgebung des Waldes hilft dir, Stress abzubauen und dein Wohlbefinden zu steigern.

Die saubere, frische Luft in den Wäldern trägt zu einer tiefen Entspannung und Erholung bei. Die natürliche Schönheit und Ruhe der Wälder fördert die Stressreduktion und das mentale Wohlbefinden.
Waldbaden ist ganzjährig möglich, dank des gemäßigten Klimas und der gut gepflegten Wanderwege.

Waldbaden ist eine wunderbare Möglichkeit, um Körper und Geist in Einklang zu bringen und neue Energie zu tanken. Probiere es aus und spür den Unterschied! Waldbaden kann ein echter Game-Changer für deine tägliche Routine sein, und ich zeige dir, wie's geht!

Starte doch mit kleinen Schritten: Nimm dir vor, zwei- bis dreimal die Woche einen Waldspaziergang zu machen. Du kannst dies in deiner Mittagspause oder nach Feierabend einplanen. Atme dabei tief durch und nimm die Natur bewusst wahr. Du wirst merken, wie die frische Luft und die Ruhe des Waldes dir helfen, Stress abzubauen und deine Batterien wieder aufzuladen.

## Waldbaden ist gut für deine Gesundheit

Ich empfehle auch, das Handy mal auszuschalten und den Fokus auf das Hier und Jetzt zu legen. Versuche, die verschiedenen Grüntöne der Bäume zu erkennen, lausche den Vogelstimmen und rieche den typischen Wald-Duft. Diese einfachen Achtsamkeitsübungen fördern deine Entspannung und helfen dir, eine tiefe Verbindung zur Natur herzustellen. Probier's aus und spüre den Unterschied!

Viele Teilnehmer schwärmen von meiner persönlichen Betreuung und den maßgeschneiderten Übungen, die ich empfehle. Ich betone die Wichtigkeit, sich Zeit zu nehmen, um die Umgebung wirklich wahrzunehmen und die Verbindung zur Natur zu stärken. Die positiven Effekte, wie z. B. verbesserte Konzentration und ein gestärktes Immunsystem sind nur einige der Vorteile, die regelmäßiges Waldbaden mit sich bringen kann.
Benutze alle deine Sinne, außer schmecken.
Es ist viel zu gefährlich Pflanzen zu probieren, weil sie giftig, oder aber von Tieren

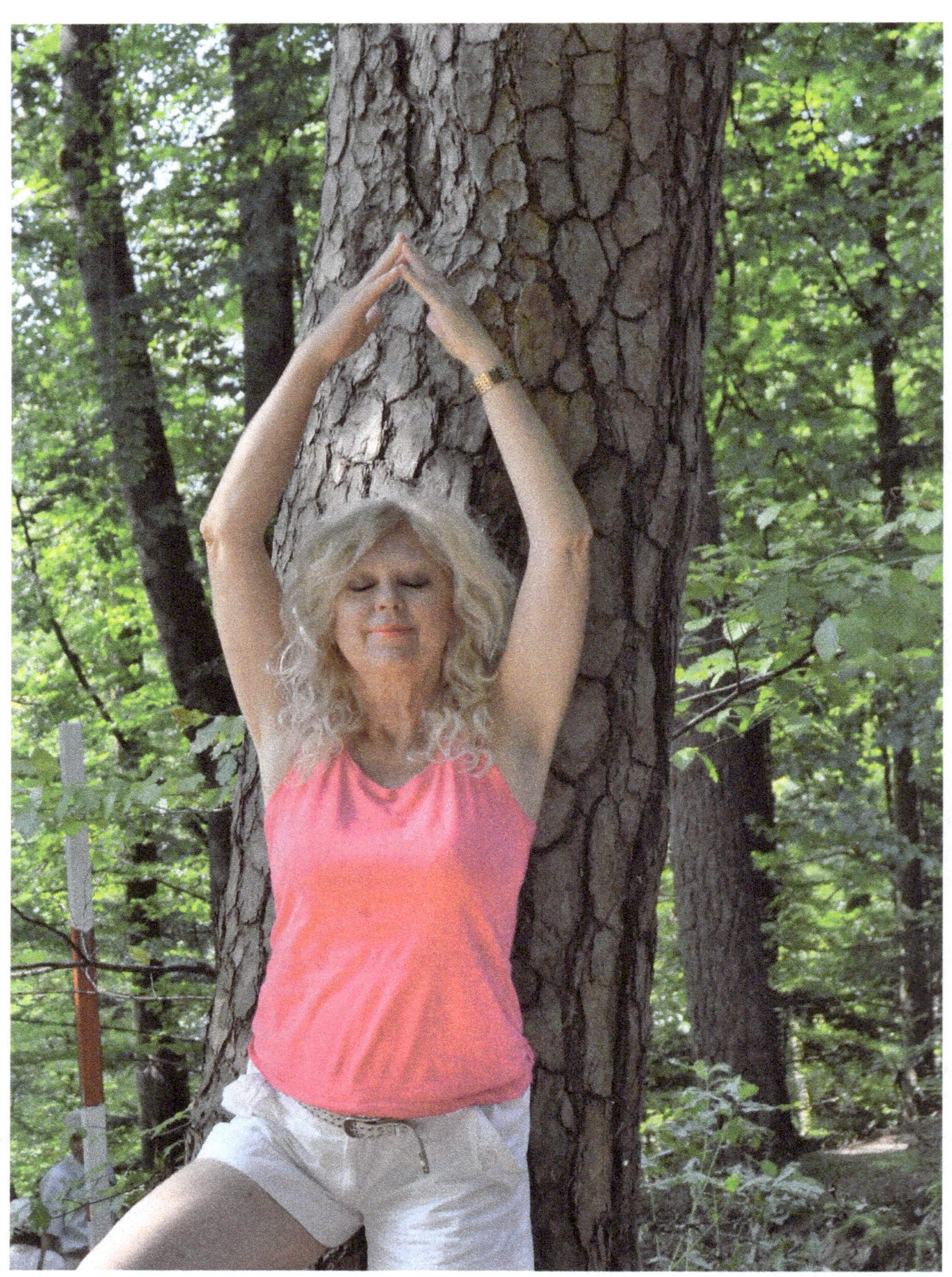

beschmutzt sein können.
Setze dich an einen ruhigen Ort und höre nur zu. Schließe die Augen und konzentriere dich auf deine Atmung. Sei im Sein. Achte auf das Rauschen der Blätter.
Störende Gedanken darfst du in einen Fluss werfen und fließen lassen.
Aktiviere deine Sinne. Rieche die Düfte des Waldes und spüre die Erde unter deinen Füßen.

## Aktiviere deine Sinne: Sehen, riechen, hören und fühlen

Gehe langsam und achtsam. Nehme den Wald mit all deinen Sinnen wahr.
Du darfst dich gerne an einen Baum setzen, oder ihn umarmen.

Achte die Waldgesetze: Regeln aus dem Forstrecht:
Der Erholungsbegriff ist damit zunächst einmal offen formuliert. Formal wird das
freie Betretensrecht durch § 37 Abs. 1 S. 4 begrenzt, der verlangt, dass wer den Wald
betritt, sich so zu verhalten hat, dass die Lebensgemeinschaft Wald und die Bewirt-
schaftung des Waldes nicht gestört, der Wald nicht gefährdet, beschädigt oder ver-
unreinigt sowie die Erholung anderer nicht beeinträchtigt wird. Was dem Begriff der
Erholung im Wald unterfällt ist damit letztlich Ergebnis einer Einzelfallbetrachtung.
Im Bundesnaturschutzgesetz gibt es die sogenannte Handstraußregelung. Sie besagt
im Grunde: Wer wild wachsende Kräuter, Pilze oder Beeren aus dem Wald mitnehmen
will, kann das in geringen Mengen tun.

Verlasse den Weg nicht!
Bleib auf den Forstwegen, dafür gibt es drei wichtige Gründe.

1. Zecken und Co., besonders gefährlich in Süddeutschland. Sie sitzen aber hauptsächlich im Gebüsch. Ich benutze immer Zeckenspray.

2. Schutz der Lebewesen. Wenn du im Gebüsch herumläufst tritts du die kleinsten
Lebewesen tot, das muss nicht sein!

3. Verkehrssicherung. Die Wege sind durch die Forstämter abgesichert und werden
überprüft.

## Die heilsame Farbe Grün

Die Farbe Grün wird oft als „Heilfarbe" bezeichnet und hat in vielen Kulturen und
Traditionen eine besondere Bedeutung. Hier sind einige Gründe, warum Grün als
heilend angesehen wird:

1. Naturverbundenheit
Grün ist die Farbe der Natur, die mit Pflanzen, Bäumen und frischem Gras assoziiert
wird. Diese Verbindung zur Natur kann beruhigend wirken und ein Gefühl von Frieden und Harmonie fördern.

2. Symbolik des Wachstums
Grün steht für Wachstum, Erneuerung und Fruchtbarkeit. In der Natur ist es die Farbe,
die das Aufblühen von Pflanzen und das Kommen neuer Lebenszyklen symbolisiert.
Diese Assoziation kann auch auf persönliche Heilungsprozesse übertragen werden.

3. Beruhigende Wirkung
Psychologisch wird Grün oft als beruhigend empfunden. Studien haben gezeigt, dass
der Blick auf grüne Farben Stress reduzieren und das allgemeine Wohlbefinden steigern kann.

4. Aromatherapie und Farbtherapie
In der Aromatherapie und Farbtherapie wird Grün häufig verwendet, um Heilungsprozesse zu unterstützen. Es wird angenommen, dass diese Farbe energetisierende
Eigenschaften hat, die helfen können, emotionale Blockaden zu lösen und das Gleichgewicht wiederherzustellen.

5. Assoziation mit Gesundheit
Grün ist auch die Farbe vieler gesunder Lebensmittel wie Gemüse und Obst. Diese
Assoziation mit gesunder Ernährung verstärkt den Eindruck von Heilung und Vita-
lität.

6. Spirituelle Bedeutung
In vielen spirituellen Traditionen wird Grün mit Heilung, Hoffnung und Erneuerung
in Verbindung gebracht. Es kann auch für das Herz Chakra stehen, dass mit Liebe,
Mitgefühl und emotionaler Balance assoziiert wird.
Zusammenfassend lässt sich sagen, dass die heilende Wirkung von Grün sowohl psy-
chologische als auch physiologische Aspekte umfasst. Die Farbe fördert Entspannung,
Wachstum und eine tiefere Verbindung zur Natur, was sie zu einer wichtigen Kompo-
nente in verschiedenen Heilpraktiken macht.

„Forscher stießen auf den Schweden Roger S. Ulrich, klinischer Psychologe an der Uni
von Uppsala.
Dieser führte nämlich in den 1980er-Jahren eine interessante Studie durch:
Frischoperierte wurden durch den Anblick von grüner Natur durch das Fenster schnel-
ler gesund, als andere, die auf eine Häuserwand starren mussten".
So kamen die japanischen Forscher zur Einsicht, dass die Farbe Grün, oder der Wald
heilsam sein muss und setzen Untersuchungen an, die dies letztendlich bestätigten.
„Allein das Schauen in die Natur, die in der Regel grün ist, hat eine beruhigende Wir-
kung und senkt den Stresshormonpegel bei Menschen bereits um 13,4 Prozent", so
Yoshifumi Miyazaki, Japans führender Wissenschaftler im Bereich Forestmedicine und
Direktor des Zentrums für Umwelt, Gesundheit und Agrarwissenschaft von der Uni-
versität Chiba.

In meiner Wohnung ist der Teppich grün, die Tischdecke grün und die Stühle sind mit grünen Fellen belegt. Ich habe eine grüne Handtasche und grüne Schuhe. Es gibt auf der Terrasse viele grüne Pflanzen und Kräuter. Mein Blick geht ins Grüne, auf Lindenbäume, die dazu noch im Mai herrlich duften, so habe ich eine natürliche Aromatherapie zu Hause. Die dunklen Türen habe ich mit grüner Folien beklebt. Das alles habe ich gemacht, rein intuitiv, bevor ich wusste, dass die Farbe GRÜN heilsam ist.
Gehe nie alleine in den Wald!
Sprich nicht und denke nicht über Probleme nach!

## 3.2 Warum du im Wald in eine psychische Krise geraten kannst!

Eine psychische Krise ist ein Zustand, in dem eine Person durch eine belastende oder traumatische Situation emotional, mental und oft auch körperlich stark beeinträchtigt wird. In einer solchen Krise fühlt sich die betroffene Person möglicherweise überwältigt, hilflos oder unfähig, mit den Anforderungen des Lebens umzugehen. Dieser Zustand kann durch eine Vielzahl von Ereignissen oder Erfahrungen ausgelöst werden und kann unterschiedlich stark und langanhaltend sein.

Man darf die Kraft der Bäume nicht unterschätzen. In dem Moment wo du Verbindung mit dem Baum aufnimmst, kann sich eine psychische Blockade auflösen. Das ist in der Therapie so erwünscht, aber nicht beim Waldbaden in der Gruppe, oder gar, wenn du im Wald alleine unterwegs bist. Folgendes kann passieren:

## Merkmale einer psychischen Krise:

1. Überforderung: Die Person fühlt sich emotional und mental überwältigt und unfähig, angemessen auf die Situation zu reagieren.

2. Intensive Emotionen: Es treten starke Gefühle wie Angst, Wut, Traurigkeit, Verzweiflung oder Schuld auf. Diese Emotionen können so intensiv sein, dass sie das normale Funktionieren beeinträchtigen.

3. Verlust der Kontrolle: In einer Krise hat die betroffene Person das Gefühl, die Kontrolle über ihr Leben oder ihre Emotionen zu verlieren. Entscheidungen fallen schwer, und es kann zu impulsivem oder unüberlegtem Verhalten kommen.

4. Eingeschränkte Denkfähigkeit: Das Denken kann in einer Krise verwirrt oder verlangsamt sein. Probleme scheinen unlösbar, und es fällt schwer, klare Gedanken zu fassen oder rationale Entscheidungen zu treffen.

5. Physische Symptome: Eine psychische Krise kann auch körperliche Symptome ver-

ursachen, wie Schlafstörungen, Appetitlosigkeit, Müdigkeit, Herzklopfen oder Kopf-
schmerzen.

6. Soziale Isolation: Menschen in einer Krise neigen dazu, sich von Freunden und Familie zurückzuziehen, was die Situation verschlimmern kann.

Ursachen einer psychischen Krise:
Traumatische Erlebnisse: Zum Beispiel der Verlust eines geliebten Menschen, eine
Trennung, ein Unfall, eine Naturkatastrophe oder Missbrauch.
Lebensveränderungen: Solche wie der Verlust des Arbeitsplatzes, finanzielle Schwie-
rigkeiten, Krankheit oder das Erleben einer Pandemie.

Lang anhaltender Stress: Chronischer Stress, sei es durch berufliche, persönliche oder
soziale Probleme, kann zu einer Krise führen.

Psychische Störungen: Eine bereits bestehende psychische Erkrankung wie Depression, Angststörung oder posttraumatische Belastungsstörung (PTBS) kann zu einer
Krise eskalieren.

Verlauf und Dauer
Psychische Krisen sind in der Regel zeitlich begrenzt und können Tage bis Wochen an-
dauern. Ohne angemessene Unterstützung kann eine Krise jedoch chronisch werden
oder zu einer ernsthafteren psychischen Erkrankung führen.

Bewältigung einer psychischen Krise:
Unterstützung suchen: Das Gespräch mit einem vertrauenswürdigen Freund, Famili-
enmitglied oder einem Therapeuten kann helfen, die Situation zu klären und emotionale Unterstützung zu erhalten.

Professionelle Hilfe: In schweren Fällen ist es wichtig, professionelle Hilfe in Anspruch
zu nehmen, wie psychologische Beratung oder Krisenintervention.
Selbstfürsorge: Maßnahmen wie ausreichend Schlaf, gesunde Ernährung, Bewegung
und das Vermeiden von Alkohol oder Drogen können helfen, die Situation besser zu
bewältigen.

Fazit:
Eine psychische Krise ist ein ernstzunehmender Zustand, in dem eine Person das
Gefühl hat, mit den Anforderungen des Lebens nicht mehr zurechtzukommen. Es
ist wichtig, solche Krisen frühzeitig zu erkennen und Unterstützung zu suchen, um
langfristige negative Auswirkungen zu vermeiden. Mit geeigneten Maßnahmen und
Unterstützung kann eine Krise oft überwunden und sogar zu einem Wendepunkt im
Leben werden, der persönliches Wachstum ermöglicht.

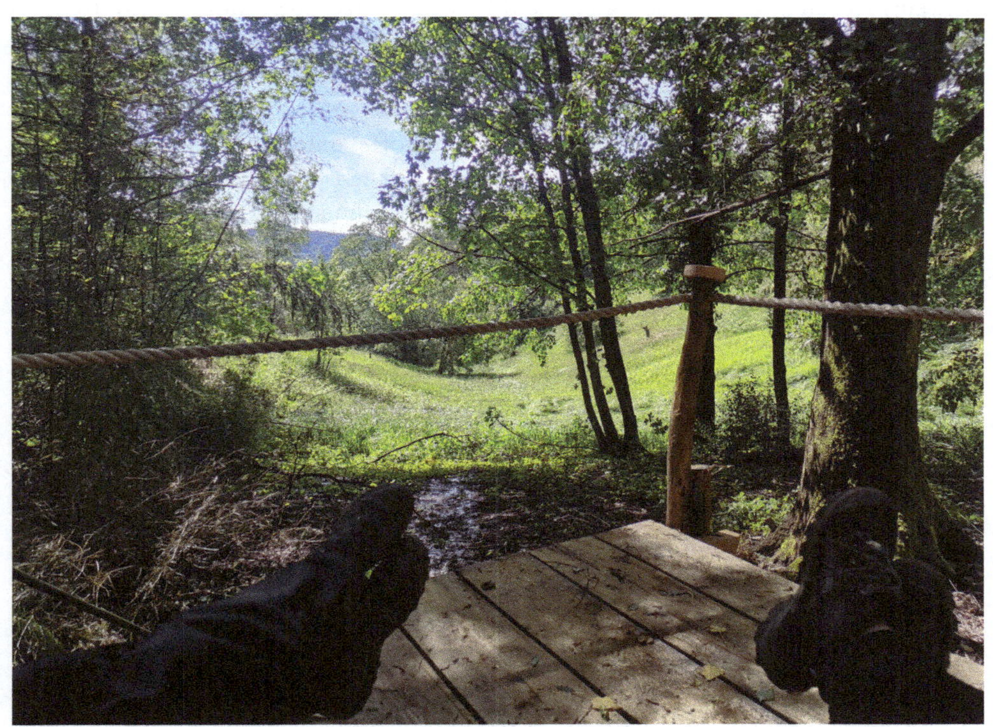

Ein psychischer Prozess bezieht sich auf die Vorgänge und Abläufe im menschlichen Geist, die das Denken, Fühlen, Wahrnehmen und Handeln betreffen. Diese Prozesse sind komplex und können auf verschiedenen Ebenen untersucht werden, wie kognitive, emotionale, motivationale und soziale Ebenen.

## 3.3 Die heilenden Düfte des Waldes. Die Bäume und ihre Aromen

Baumaromen sind die verschiedenen Düfte und Aromen, die von Bäumen und anderen Pflanzen ausgehen. Diese Aromen entstehen durch flüchtige organische Verbindungen, die von den Pflanzen produziert werden. Sie können eine Vielzahl von chemischen Verbindungen umfassen, darunter Terpene, ätherische Öle und andere aromatische Substanzen. Baumaromen spielen eine wichtige Rolle in der Natur und haben verschiedene Funktionen:

Anlocken von Bestäubern: Viele Blüten und Pflanzen produzieren spezifische Düfte, um Insekten oder andere Bestäuber anzulocken. Diese Aromen sind oft entscheidend für die Fortpflanzung der Pflanzen.

Abwehrmechanismen: Einige Bäume und Pflanzen setzen bestimmte Düfte frei, um Schädlinge oder herbivorische Tiere abzuschrecken. Diese Aromen können unangenehm oder sogar giftig für Fressfeinde sein.

Kommunikation: Pflanzen können durch Duftstoffe miteinander kommunizieren. Wenn ein Baum beispielsweise von Schädlingen befallen wird, kann er flüchtige Verbindungen freisetzen, die benachbarte Bäume warnen und sie dazu anregen, ebenfalls Abwehrstoffe zu produzieren.

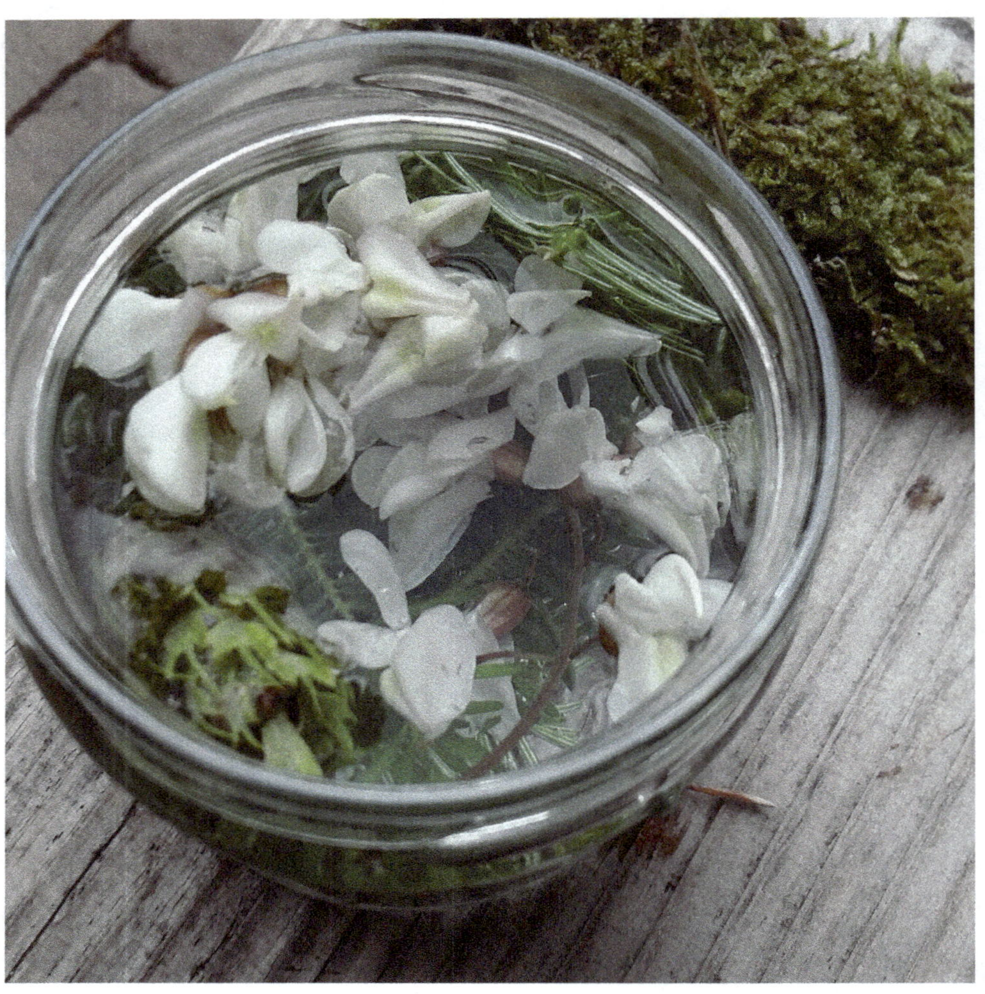

Heilende Eigenschaften: Viele Baumaromen haben auch gesundheitliche Vorteile. Ätherische Öle aus Bäumen wie Eukalyptus, Teebaum, oder Zeder werden in der Aromatherapie verwendet und können beruhigende oder heilende Wirkungen haben.
Ästhetik und Wohlbefinden: Die Düfte von Bäumen tragen zur Atmosphäre eines Waldes oder einer natürlichen Umgebung bei und können das emotionale Wohlbefinden fördern. Das Einatmen dieser Aromen während des Waldbadens (Shinrin Yoku) kann entspannend wirken und Stress abbauen.

## Einige Beispiele für bekannte Baumaromen sind:
Kiefer: Frischer, harziger Duft.

Zeder: Warmer, holziger Duft.
Eukalyptus: Frischer, mentholartiger Duft.
Birke: Milder, süßlicher Duft.
Insgesamt sind Baumaromen ein faszinierendes Element der Natur, das sowohl ökologische als auch psychologische Bedeutung hat.

Douglasie (Pseudotsuga menziesii) ist ein Nadelbaum, der vor allem in Nordamerika und Teilen Europas verbreitet ist. Der Duft von Douglasie ist charakteristisch und wird oft als frisch, harzig und holzig beschrieben. Hier sind einige Aspekte des Aromadufts der Douglasie:
Frische und Harzigkeit: Der Duft der Douglasie hat eine frische Note, die an einen Wald erinnert. Die harzigen Komponente verleihen dem Aroma eine gewisse Tiefe und Komplexität.
Holzige Noten: Das Aroma hat auch ausgeprägte holzige Eigenschaften, die oft mit einem Gefühl von Erdverbundenheit assoziiert werden. Dies kann beruhigend und entspannend wirken.

Ätherische Öle: Douglasien enthalten ätherische Öle, die für den charakteristischen Duft verantwortlich sind. Diese Öle haben nicht nur aromatische Eigenschaften, sondern können auch gesundheitliche Vorteile bieten, wie z.B. die Förderung der Atemwege oder die Unterstützung bei Stressabbau.

Verwendung in der Aromatherapie: Aufgrund ihres angenehmen Dufts wird das ätherische Öl der Douglasie manchmal in der Aromatherapie verwendet. Es kann helfen, eine entspannende Atmosphäre zu schaffen und das allgemeine Wohlbefinden zu fördern.

Raumduft: Douglasienholz wird häufig in Möbeln und Innenausstattungen verwendet, was dazu beiträgt, dass der charakteristische Duft auch in Wohnräumen präsent ist.
Insgesamt ist der Duft der Douglasie angenehm und erfrischend und trägt zur Schaffung einer naturnahen Atmosphäre bei, sei es im Freien oder in Innenräumen.
Der Aromaduft der Kiefer (Pinus) ist bekannt für seine frischen, harzigen und hol-

zigen Eigenschaften. Hier sind einige Merkmale und Aspekte des Duftes der Kiefer:
Merkmale des Kieferndufts

Frische: Der Duft der Kiefer wird oft als frisch und rein beschrieben, was an die Luft in einem Nadelwald erinnert. Diese Frische kann belebend wirken und das Gefühl von Naturverbundenheit fördern.

Harzigkeit: Kiefernholz hat einen charakteristischen harzigen Geruch, der warm und erdig ist. Dieser harzige Duft kann beruhigend wirken und eine angenehme Atmosphäre schaffen.

Holzige Noten: Neben der Harzigkeit hat der Duft auch ausgeprägte holzige Noten, die dem Aroma Tiefe verleihen. Diese holzigen Eigenschaften können ein Gefühl von Stabilität und Erdverbundenheit vermitteln.

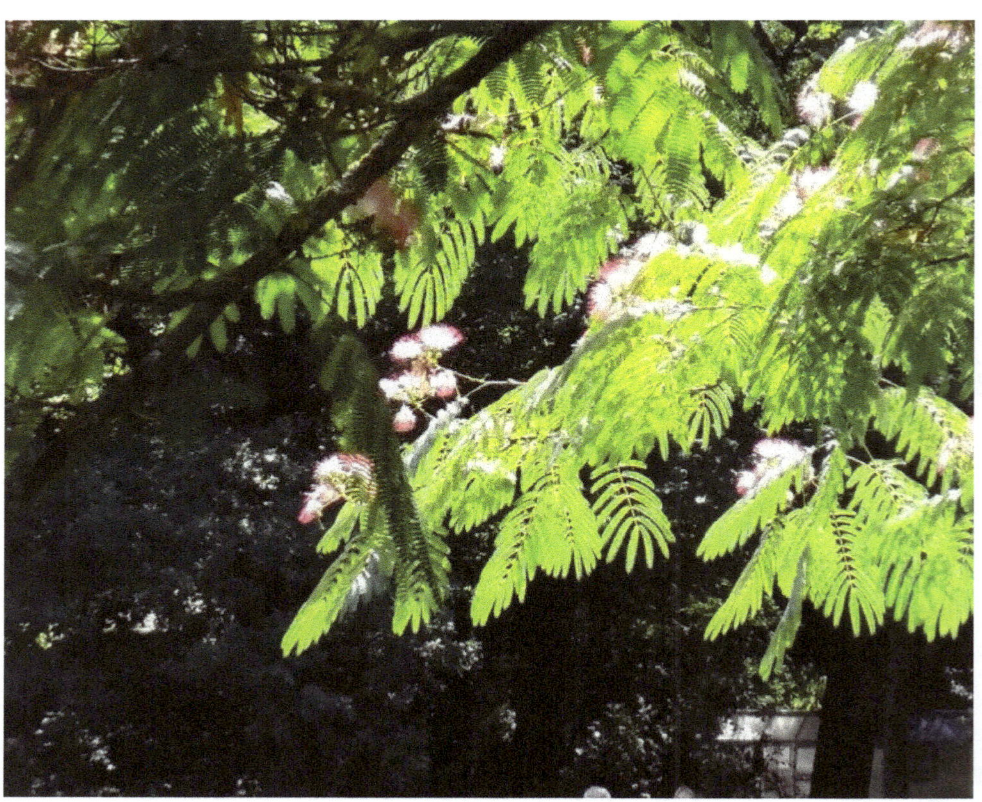

# Verwendung in der Aromatherapie

Kiefernduft wird häufig in der Aromatherapie verwendet, da er verschiedene positive Wirkungen haben kann:
Entspannung: Der Duft kann helfen, Stress abzubauen und eine entspannende Umgebung zu schaffen.
Atemweg unterstützend: Kiefernduft wird oft zur Unterstützung der Atemwege eingesetzt. Er kann helfen, die Atemwege zu öffnen und das Atmen zu erleichtern.
Stimmungsaufhellend: Der frische Duft kann die Stimmung heben und ein Gefühl von Energie und Vitalität fördern.

Kiefernduft ist in verschiedenen Produkten zu finden, darunter:
Ätherische Öle: Diese werden aus den Nadeln oder dem Holz der Kiefer gewonnen und können in Diffusoren oder zur Massage verwendet werden.

Raumsprays: Sprays mit Kiefernduft können verwendet werden, um Räume aufzufrischen und eine angenehme Atmosphäre zu schaffen.

Kerzen: Kiefernduftkerzen sind beliebt für ihre beruhigende Wirkung und ihren natürlichen Geruch.

Insgesamt ist der Aromaduft der Kiefer nicht nur angenehm, sondern bietet auch verschiedene gesundheitliche Vorteile, die ihn zu einer beliebten Wahl in der Aromatherapie und im Wellnessbereich machen.

# 3.4 Waldbaden für zu Hause

Was du für dich selbst tun kannst: Ein Waldspaziergang machen und danach ein Bad mit Fichtenadelöl mit Meersalz nehmen. Dazu die Wohnung mit Walddüften schön besprühen. Das steigert dein Immunsystem!

Terpene
Terpene (ätherische Öle) sind bestimmte Bestandteile der Baumharze, die sich verflüchtigen und schon seit dem Altertum aus zahlreichen Pflanzen, wie z.B. Eukalyptus, Pfefferminz, Lemongras, Zitronenbaum, Thymian und Tanne gewonnen werden. Es sind über 8.000 Terpene und über 30.000 der nahe verwandten Terpenoide bekannt. Wir riechen die angenehmen Aromaduftstoffe besonders gerne um Weihnachten, indem wir einen Tannenbaum ins Haus holen. Terpene, besonders die der Nadelhölzer, der Eichen und der Buchen verleihen der Waldluft die typische Würze.
Terpene steigern die Abwehrkräfte!

Zahlreiche wissenschaftliche Untersuchungen haben ergeben, dass die Anti-Krebs-Terpene aus der Waldluft alte Bekannte für unser Immunsystem sind. Sie entstammen

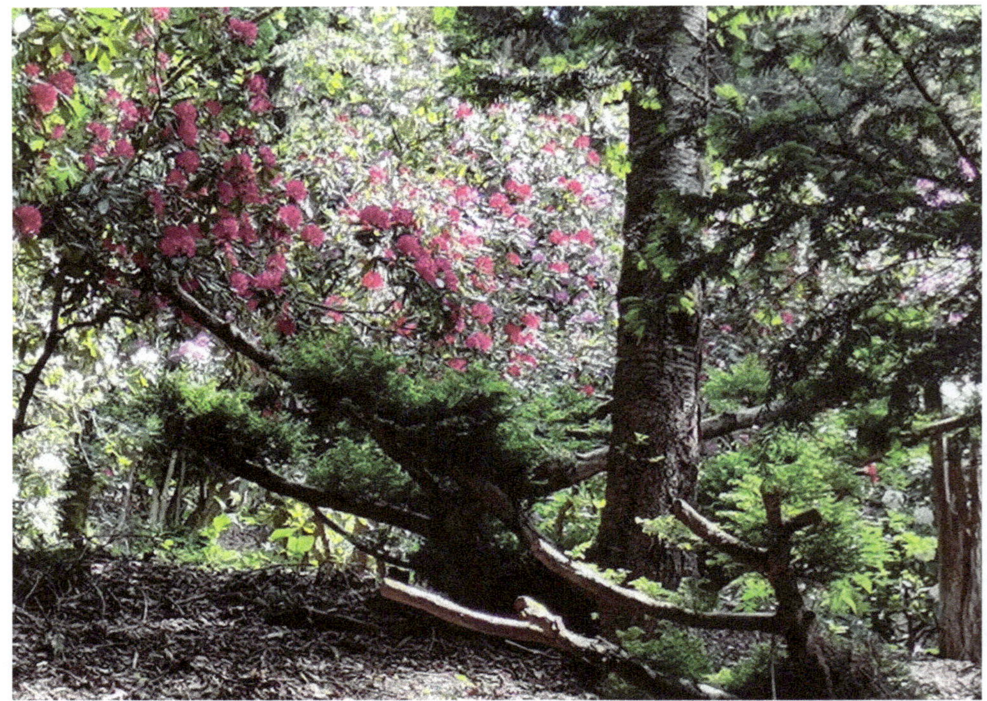

zwar der Kommunikation der Bäume, Pilze und Kräuter untereinander, aber auch unser Immunsystem kann sie entschlüsseln.

Und das Faszinierende daran ist: Es entschlüsselt sie sogar auf ähnliche Weise, wie es die Pflanzen selbst tun. Pflanzen reagieren auf Terpene häufig mit einer Steigerung ihrer Abwehrkräfte. Unser Immunsystem reagiert ebenfalls mit einer Stärkung der Abwehrkräfte. Waldmediziner wissen, dass die Anti-Krebs-Terpene sowohl direkt auf das Immunsystem einwirken, als auch indirekt über das Hormonsystem, zum Beispiel über die Senkung von Stresshormonen.

### Wie funktioniert Shinrin Yoku?

Natürlich ist es besser, erst einmal an einem Kurs teilzunehmen, um genau zu erfahren, wie Shinrin Yoku funktioniert, aber danach kannst du es natürlich auch alleine durchführen. Und für alle, die wenig Zeit haben, ein kleiner Spaziergang hat auch seine Wirkung. Und wenn du dabei anfängst dein Leben zu optimieren, umso besser. Waldbaden ist eine vorbeugende Maßnahme, um gesund zu bleiben. Bei Krankheiten sollte man einen Arzt aufsuchen!

Regelmäßig in den Wald gehen, entspannt sein, oder zur Entspannung kommen, tief einatmen, wegen der Terpene, kein bestimmtes Ziel verfolgen, nicht hetzen, nicht rennen, kein Leistungssport, sich einlassen auf die Waldatmosphäre, nur riechen, hören, fühlen und wahrnehmen.

# Kapitel 4:
# Angebote zur persönlichen Transformation und Heilung

## Meine Praxis unterteilt sich in drei Bereiche:

1. Privates Optimierungs-Coaching
2. Therapeutischer Bereich
3. Ausbildungsbereich für deine Selbständigkeit

## 4.1 Waldbaden-Auszeit im Kloster in Baden-Baden

In der Stille eines Kloster und einer romantischen Umgebung zu sich kommen, sich selbst erkennen und neue Perspektiven finden.

## Sokratische Gesprächsführung

Der sokratische Dialog ist in vielen philosophischen Praxen die gängige Methode, um den Menschen eine neue Perspektive zu verschaffen und sich selbst zu erkennen. Sie ist eine Gesprächsführung mit dem Ziel, das Unbewusste des Menschen ins Bewusstsein zu bringen. Diese Methode wird auch als Hebammenmethode bezeichnet, weil sie etwas gebärt, was der Mensch nicht weiß und wird auch in vielen psychotherapeutischen Praxen angewendet.

## Selbsterkenntnis und EinSicht

„Erkenne dich selbst, so die Inschrift über dem Tempel; sie sollte dem um Rat Fragenden ermöglichen die Auflösung seines individuellen Problems durch die aktive Auseinandersetzung mit der eigenen Persönlichkeit zu gewährleisten, das heißt dass er zuerst mit sich selbst ins Reine kommen muss, um sich anschließend mit dem jeweiligen Problem auseinandersetzen zu können."

Im Kloster kann diese Praxis eine ganz neue Ebene erreichen. Die stille, ruhige Umgebung eines Klosters verstärkt die entspannende Wirkung des Waldes. Hier kannst du dich von der hektischen Außenwelt zurückziehen und dich auf die einfachen Freuden des Lebens konzentrieren.

Durch achtsame Spaziergänge, das bewusste Atmen der frischen Waldluft und das Eintauchen in die Stille kannst du eine tiefere Verbindung zu dir selbst aufbauen. Im Kloster bietet Shinrin Yoku einen Raum für Selbstreflexion und spirituelles Wachstum, was dir hilft, dich selbst besser kennenzulernen und eine Ausgeglichenheit zu finden, die im Alltag oft verloren geht.

Finde Klarheit und neue Perspektiven
durch die japanisch, staatlich anerkannte Stressprävention
Angebote unter: www.akademie-fuer-naturtherapie.de

## 4.2 Visionssuche zur Transformation

Die Visionssuche ist eine tiefe, spirituelle Praxis, die oft in der Natur stattfindet. Sie ermöglicht es den Teilnehmenden, sich selbst auf einer grundlegenden Ebene zu begegnen. In der Abgeschiedenheit der Wildnis und der Stille des natürlichen Umfelds können innere Stimmen lauter werden, die im Alltagslärm untergehen.
Die Natur dient hier als Spiegel der Seele, reflektiert unsere tiefsten Gedanken und Gefühle. Sie zwingt uns, mit unseren Ängsten, Hoffnungen und Träumen in Kontakt zu treten. Diese Konfrontation mit dem eigenen Ich kann zu tiefgreifenden Erkenntnissen führen.

Ohne Ablenkungen und die ständige Verbindung zur Außenwelt können wir unsere wahren Wünsche und Ziele erkennen. Die Visionssuche ist somit ein kraftvolles Werkzeug zur Selbstfindung und persönlichen Entwicklung.

## Visionssuche im Schwarzwald für ein spirituelles ZuHause

Bei der Visionssuche geht der Mensch hinaus, verbindet sich mit der Natur, um dort seine Bestimmung, seine Aufgabe oder seinen spirituellen Weg zu finden. Der Mensch kommt dabei in Kontakt mit seiner Essenz, seinem wahren Sein. Die Elemente Wasser, Erde, Feuer und Luft unterstützen und heilen diesen Prozess.
Angebote unter: www.akademie-fuer-naturtherapie.de

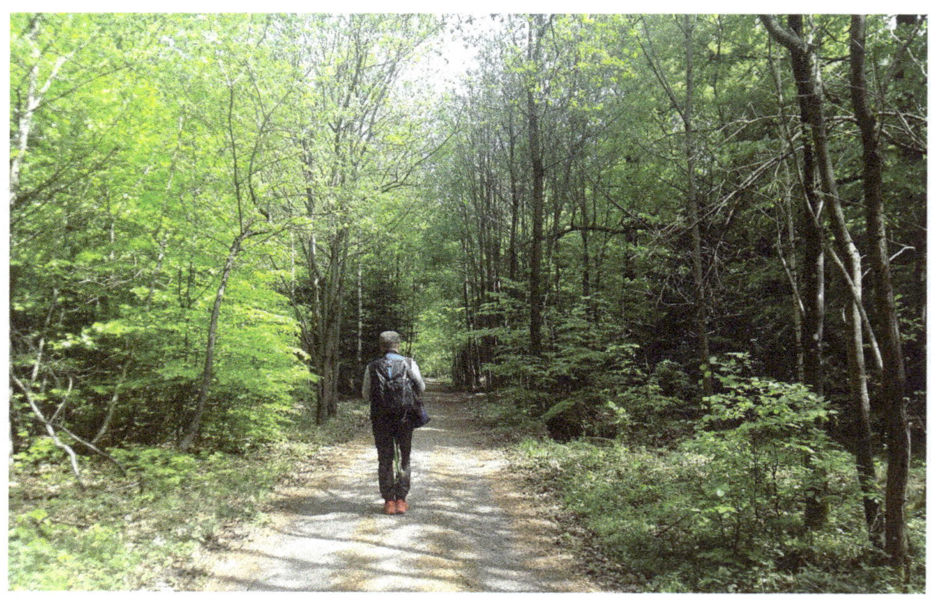

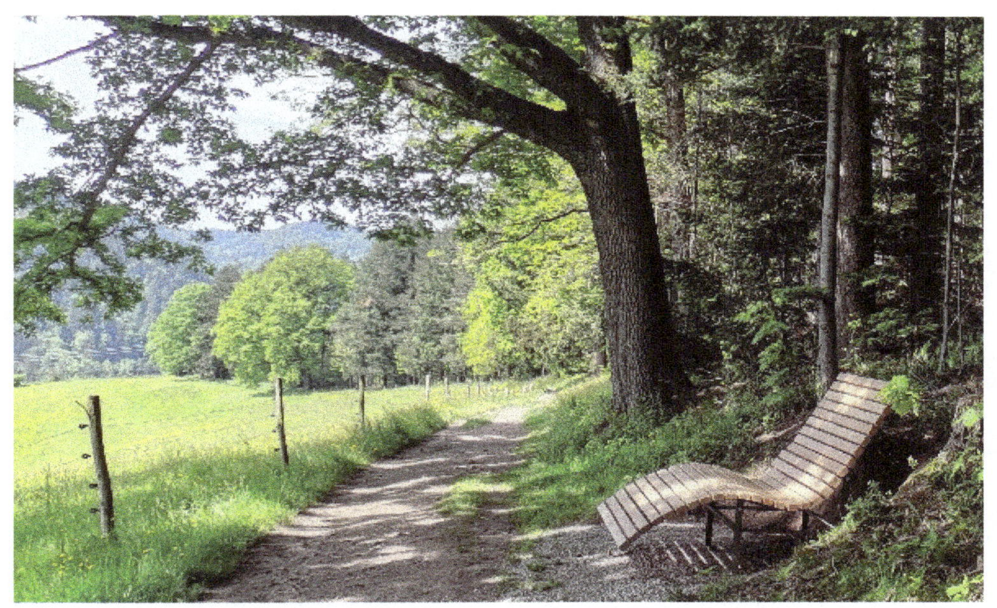

## 4.3 Shinrin Yoku mit therapeutischer Begleitung

Mein Shinrin Yoku Weg im lichten Tal mit japanischen Bäumen und dem natürlichen Duftaroma der Douglasien

Der Weg beginnt am Kloster Lichtental und führt durch das lichte Tal langsam bergaufwärts bis zum Waldspielplatz. Von dort gibt es drei Wege zurück: ein Weg führt durch das Arboretum, ein Weg mit einem traumhafter Ausblick in den Schwarzwald, und ein Weg durch die Weinreben. Je nach Wetter entscheide ich mich für einen Sonnen oder Schattenweg.

Im Arboretum stehen außergewöhnliche Bäume, wie die Zeder, die japanische Sicheltanne, oder die riesigen Mammutbäume. Ein Arboretum ist ein Baum Park von besonderen Bäumen. „Arbo" bedeutet Baum. Die Bäume können aus anderen Ländern sein, oder besonders selten. Hier hat ein Gärtner 200 Samen ausgesetzt, die er nicht mehr brauchte, wie auch Mammutbäume und Rhododendron, die normaler weise hier nicht wachsen würde. Hier lernen wir Düfte kenn, die wir in einem normalen Wald nicht riechen können.

Der Weg dauert drei Stunden, denn nur dann kann der Parasympatikus (unser Entspannungsnerv) sich erhöhen und automatisch wird dadurch Stress abgebaut. Blutdruck und Cortisolspiegel senken sich, die natürlichen, körpereigenen Killerzellen (NK Zellen) erhöhen sich signifikant. Durch regelmäßigen Aufenthalt im Wald bleiben die NK Zellen erhöht und stärken das Immunsystem.

Mein Weg ist in Stationen eingeteilt. In der ersten Station lernen wir das Waldatmen. Übung: Stelle dich aufrecht hin, halte die Hände auf den Bauch und atme tief ein und aus, dabei zähle jeweils bis 5, also bis 5 einatmen und bis 5 ausatmen. Dann gehe langsam 5 Schritte und atme wieder, solange bis sich das langsame Atmen automatisiert hat. Der Verstand langweilt sich und zieht sich zurück. Die Intuition wird aktiver und gestärkt, dadurch kann unser vegetatives Nervensystem Informationen von den Bäumen und Pflanzen besser abrufen.

Danach werden die Sinne trainiert: Hören, Fühlen, Riechen, Sehen, Staunen und Betrachten. Schmecken fällt aus, weil die Gefahr einer allergischen Reaktion zu hoch ist.

Die Douglasie
Nach kurzer Zeit treffen wir auf eine Douglasie. Sie steht am Wegesrand und reicht ihre Zweige zum Fühlen und Riechen. Streift man mit den Händen über die Zweige, so duftet es nach Zitronen und Orangen. Ich liebe diesen Duft und benutze ihn zum Baden, als Körperöl und auch um meine Wohnung zu beduften.

Weiter geht es mit den Stationen: Achtsame Naturbetrachtung und Meditatives Gehen. Das Schweigen und die Langsamkeit sind für uns Menschen gar nicht so einfach. Fragen, wie etwas heißt sind überflüssig, sich einlassen ist wichtig, um einen Zugang zur eigenen Intuition zu entwickeln.

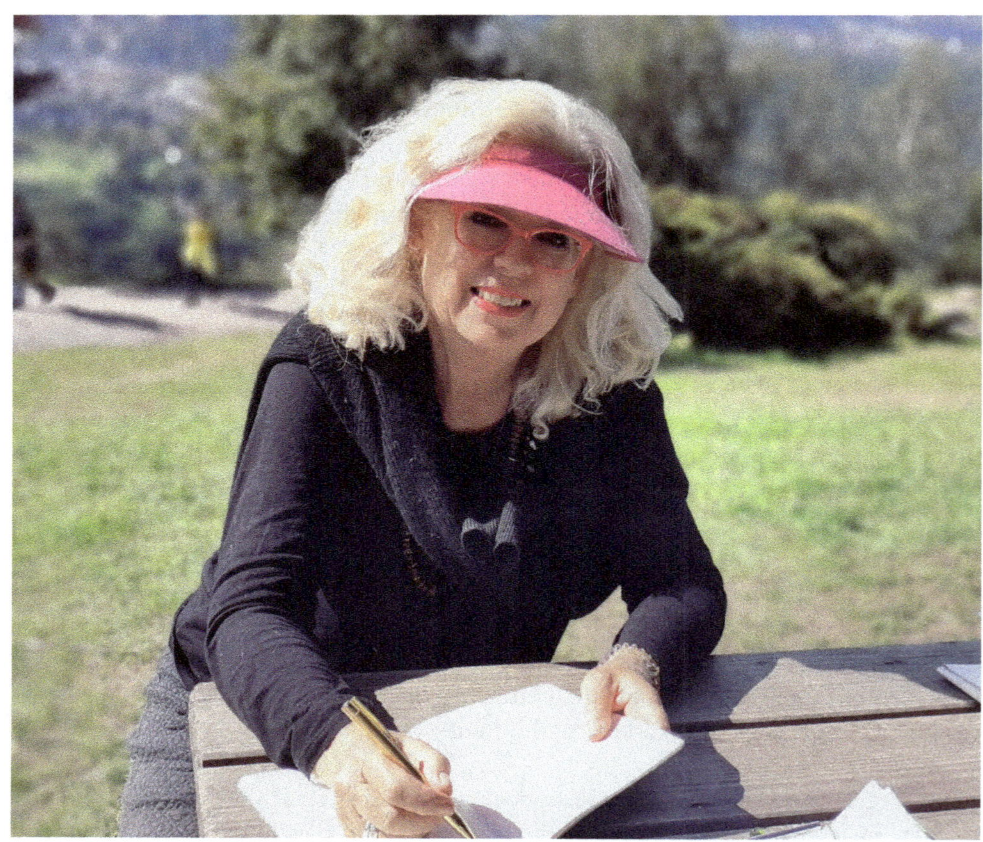

# Kapitel 5: Wie findest du eine zertifizierte Ausbildung?

Die Ausbildung in Shinrin Yoku zielt darauf ab, Menschen zu befähigen, diese Praxis zu leiten und ihre Vorteile zu vermitteln. Es geht darum, die Sinne zu öffnen und die heilenden Eigenschaften des Waldes zu erleben.

## Inhalte der Ausbildung

### Theoretische Grundlagen:
Geschichte und Philosophie: Verständnis der Ursprünge von Shinrin Yoku und seiner kulturellen Bedeutung in Japan.

### Wissenschaftliche Grundlagen:
Studien über die gesundheitlichen Vorteile von Waldbaden, einschließlich Stressreduktion, Verbesserung des Immunsystems und Förderung des allgemeinen Wohlbefindens.

### Praktische Fähigkeiten:
Leitung von Kursen und Seminaren: Techniken zur Durchführung von geführten Shinrin Yoku-Erfahrungen, einschließlich der Gestaltung von Programmen und Aktivitäten.

### Achtsamkeit und Meditation:
Übungen zur Förderung von Achtsamkeit im Wald, um den Teilnehmern zu helfen, sich mit ihrer Umgebung zu verbinden.

### Sinneserfahrungen:
Sinne schärfen: Methoden zur Förderung der Sinneswahrnehmung (Sehen, Hören, Riechen, Fühlen) während des Aufenthalts im Wald.
Naturverbindung: Praktiken zur Vertiefung der Verbindung zur Natur und zum eigenen Selbst.

### Gesundheitliche Aspekte:
Psychologische Vorteile: Verständnis der positiven Auswirkungen von Naturerfahrungen auf die psychische Gesundheit.

### Physiologische Effekte:
Erkundung der körperlichen Reaktionen auf das Verweilen in natürlichen Umgebungen.

### Ethik und Sicherheit:
Umgang mit Gruppen: Fähigkeiten im Umgang mit verschiedenen Teilnehmern und

deren Bedürfnissen.
Sicherheitsaspekte im Freien: Kenntnisse über Sicherheit im Wald, einschließlich Erste
Hilfe und Notfallmanagement.

## Zielgruppe
Die Ausbildung richtet sich an verschiedene Personen, darunter:
Therapeuten und Coaches, Umweltpädagogen, Gesundheits- und Wellness-Fachleute,
Naturführer und Interessierte an persönlichem Wachstum und Naturverbundenheit

## Abschluss
Nach erfolgreichem Abschluss einer solchen Ausbildung erhalten die Teilnehmer oft
ein Zertifikat oder eine Qualifikation, die sie befähigt, eigene Kurse anzubieten oder in
verwandten Bereichen tätig zu sein.

Insgesamt fördert Shinrin Yoku nicht nur das individuelle Wohlbefinden, sondern
auch ein tieferes Verständnis für die Bedeutung der Natur in unserem Leben.
Hier sind die Kriterien der IAfWuN:

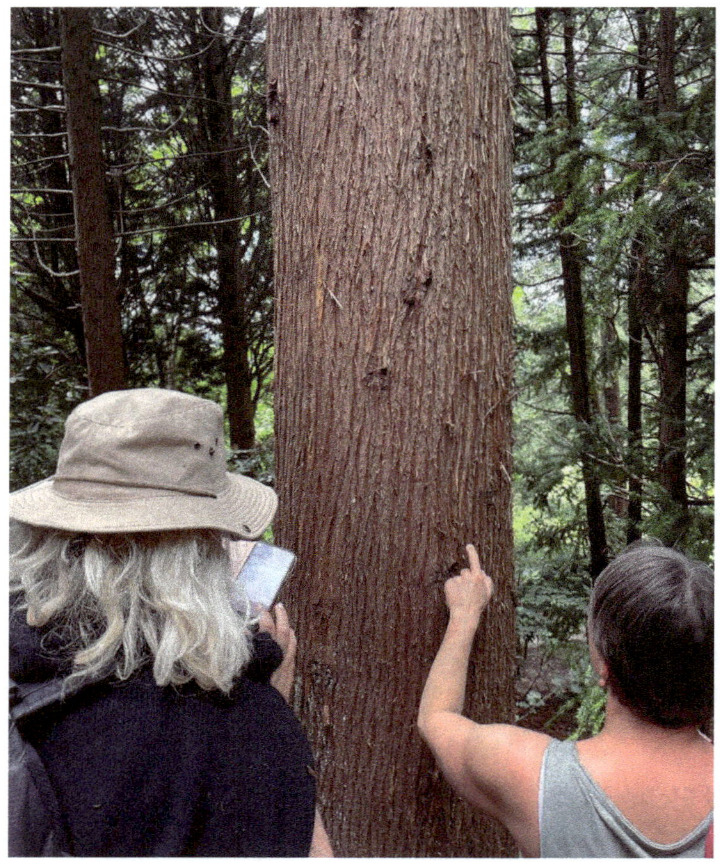

# 5.1. Ausbildungsrichtlinien der Internationalen Akademie für Wald und Naturtherapie

Die Ausbildung nach original-japanischem Shinrin Yoku/Waldbaden by © Greta Hessel M.A., Dozentin der Internationalen Akademie für Wald und Naturtherapie Baden-Baden findet statt nach folgenden Richtlinien:

1. Shinrin Yoku wirkt nur bei einem dreistündigen Waldaufenthalt, deswegen sind alle Online Kurse oder Fernlehrgänge wirkungslos.

2. Wie wird die Ausbildung vermittelt? Shinrin Yoku kann nur durch Erfahrungswissen weitergegeben werden und nicht durch Vorträge.

3. Shinrin Yoku/Waldbaden lernen durch Selbst-Erfahrung. Deswegen ist das lange Sitzen in geschlossenen Seminarräumen unwirksam und ungesund.

4. Wo findet die Ausbildung statt? Die Ausbildung muss im Wald stattfinden, weil die Terpene das vegetative Nervensystem beeinflussen! Die Ausbildung in der IAfWuN findet in einem Arboretum statt mit original japanischen Bäumen! Diese Bäume duften anders, als unsere einheimischen Fichten und Tannen.

5. Dauer der Ausbildung: Bei einer guten Vorbereitung (durcharbeiten meines Buches) und in der Vermittlung durch Erfahrungswissen ist es möglich, die Ausbildung in original-japanischem Shinrin Yoku/Waldbaden in zwei Tagen zu absolvieren.

Denn: Zu viele Informationen verwirren nur den Verstand und genau der soll losgelassen werden, denn Shinrin Yoku/Waldbaden kann erst dann in die absolute Tiefenentspannung führen, wenn wir in die Unwissenheit eintreten. Deswegen ist ein einwöchiger Seminaraufenthalt überflüssig und füllt nur die Kassen der Veranstalter.

Das Lehrer – Schüler Verhältnis sollte auf Vertrauen beruhen, auf gegenseitigem Respekt und vor allem auf Empathie, damit die Kräfte des Waldes und der Natur mitarbeiten können.

Die Schüler werden ausschließlich nur von Greta Hessel direkt ausgebildet. Der Schüler übernachtet im Kloster und kann auch nach dem Unterricht in der Ruhe bleiben. Das Zertifikat erhält der Schüler nach einer praktischen Übung unmittelbar.

Es ist nicht erforderlich eine 40-seitige Klausurarbeit zu schreiben, wie von anderen Ausbildungsinstituten verlangt wird. Denn geschriebene Worte sind kein Beweis dafür, dass der Schüler etwas verstanden hat. Die Natur und die Bäume brauchen keine Worte, sie brauchen das intuitive Einlassen und die absolute Hingabe.

Überprüfe wer der Ausbilder ist?

Angebote im Internet sind verwirrend und von den Kosten sehr unterschiedlich. Auf was sollte man achten? Nach welchen Kriterien sollte man sich entscheiden? Ausbildungsangebote mit Zwang zur Unterkunft und Verpflegung, oder Zahlung einer Pauschale

# Das Lehrbuch

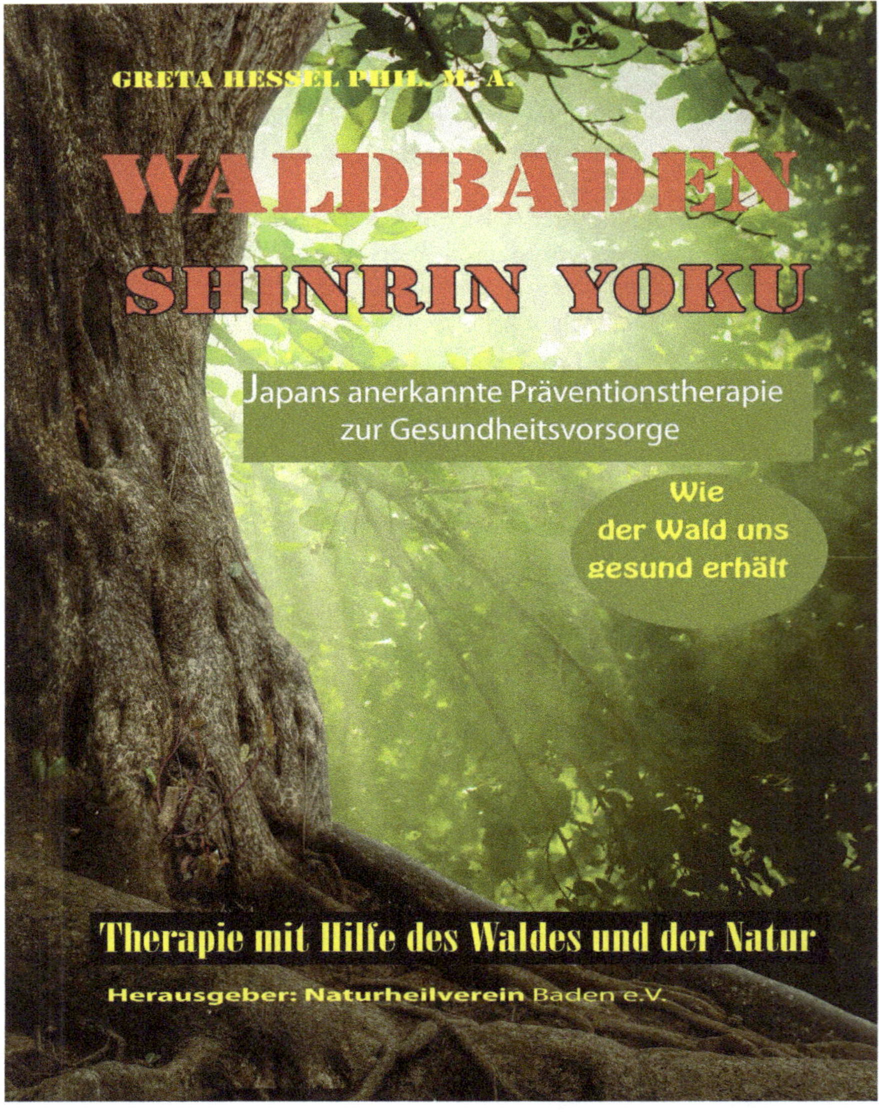

Wird ein Seminarraum mit verkauft und der Teilnehmer gezwungen, die zusätzlichen Unterkunfts- und Verpflegungskosten zu zahlen und hat keine freie Entscheidung in einer günstigeren Pension zu übernachten mit Selbstverpflegung, dann sollte man sich überlegen, warum man ein Seminarzentrum mitfinanzieren muss und warum die Ausbildung nicht im Wald stattfindet?

## Shinrin Yoku ist keine pädagogische Veranstaltung!

Der Ausbilder sollte eine therapeutische Ausbildung haben und keine pädagogische, weil der Wald und die Natur therapeutisch mitarbeiten. Es werden Prozesse ausgelöst, die aufgefangen werden müssen. Deswegen sollte auch Krisenbegleitung in der Ausbildung beinhaltet sein.

Eine akademische Ausbildung sollte das Fundament eines Dozenten zu mindestens sein. Denn Aus-Bildung hat auch mit Bildung zu tun!

## Zertifizierter Kursleiter Waldbaden Ausbildung, praxisnah im Waldunterricht!

Die IAfWuN bietet einen professionellen, abwechslungs
reichen und praxisorientierten Unterricht seit 2018 für nur 460 € an.
Es sind keine Vorkenntnisse erforderlich und keine teuren Seminarunterkünfte notwendig. Selbstversorgung und preiswerte Übernachtung im Kloster und sofortige Erhalt des Zertifikats sind gegeben.

Es gibt keinen langweiligen Frontunterricht, sondern Erleben und Erfahren im Wald. Das bedeutet eine hohe Effizienz mit geringem Aufwand!
Das Ziel der Ausbildung ist es, dass der Schüler in zwei Tagen ein komplettes Kursleiterprofil erlernt und danach umsetzen kann, um selbständig und ohne Angst eigenständig Gruppen durch den Wald zu führen!

Alle weiteren Infos findest du unter: https://waldbaden-shinrinyoku-waldtherapie.de/

# 6.2 Bewertungen von Schülern der Internationalen Akademie:

Siegfried Hain, Experte und Mitglied der Internationalen Akademie für Wald- und Naturtherapie in Baden-Baden, beschreibt Greta Hessel als eine authentische Persönlichkeit. Ihre Fachausbildung zeichnet sich durch eine ausgewogene Mischung aus Theorie und Praxis aus. Sie inspiriert ihre Kursteilnehmer nachhaltig und zeigt zielführende Wege zu einem effektiven Entspannungs- und Stressmanagement auf. Briefe und Aussagen von weiteren Schülern:

Marion K. : *„Diese sechs Tage haben mein Leben total verändert. Du, Greta hast mein Leben verändert, in dem Du mich gelehrt hast, auf mich selbst zu hören, mich zu öffnen, mich fluten zu lassen. Ich hätte dies Alles noch vor sechs Tagen nicht für möglich gehalten. Habe ein neues Leben geschenkt bekommen. Deine Ausbildung war sehr professionell. Ich nehme unglaublich viel mit nach Hause und freue mich Dich sicher wiederzusehen. Vielen Dank für Alles.“*

Peter B.: *„Der Weg, der in diesem Kurs gegangen wird, ist unkonventionell, spannend und etwas Besonderes. Wir erkennen schonungslos unser eigenes „ICH“ und erkennen ungeahnte Kräfte und Möglichkeiten in uns. Es ist einfach der helle Wahnsinn, aber verrückt, wenn wir wieder in die Realität zurückkehren. Es braucht Zeit, dies zu verarbeiten. Ich kann jeden nur empfehlen, diesen Weg auszuprobieren.*

Elvira J.: *„Die Ausbildung zum Naturtherapeut war das Beste was ich in meinem Leben bisher gemacht habe.*
*Du hast mich angeleitet und ich habe mit deiner Hilfe und Unterstützung alle Ausbildungsthemen absolviert.*
*Ich bin dir dafür sehr, sehr dankbar.*
*Es hat mich Schritt für Schritt zu meinem wahren Ich, ja zu einem neuen Menschen gemacht.*
*Ich fühle mich neu geboren.*
*Du warst die beste Hebamme die ich mir vorstellen kann.*
*Nochmals ganz, ganz herzlichen Dank.“*

Jessica W.: *„Liebe Greta, ich danke dir von ganzem Herzen für diese 6 Tage Naturtherapie-Ausbildung. Ich bin gekommen, um zu lernen. Und ich konnte so viel über mich, meine Ängste, Themen und Sorgen lernen. Ich konnte in diesen Tagen so viele meiner Themen anschauen und bearbeiten. Ich bin fast 60 Jahre und solche Erkenntnisse wie in den vergangenen Tagen, hatte ich noch nicht.“*

Kristina N.: *„Mit deiner einfühlsamen, ehrlichen auch nachdrücklichen Art, wenn ich mal nicht schauen wollte, auf meine Themen, hast du mich geführt und ich fühle mich sicher! Mit ganz viel Zuversicht, Freude und Mut trete ich meine Heimreise an. Ich freue mich, mit der Naturtherapie auch in meiner Praxis zu arbeiten. Ich danke dir von ganzem Herzen, du bist ein Geschenk* für uns *Menschen.“*

Andreas M.: *„Empathische Kursleiterin, entspannte Atomsphäre, sie kann Wissenswerte mit ihrer charmanten Art gut rüberbringen, wundervolle Umgebung, bewusst und intensiv den Wald erleben,* *freundlicher Umgang, das Gesamtpaket war sehr informativ, kurzweilig, spannend und voll neuer Erfahrungen.“*

Sybille S.: *„Ich nehme viele Ideen und Impulse mit, die ich umsetzen kann.“*
Vera T.: *„Gute Führung praktisch orientiert. Wir waren die ganze Zeit (2 Tage) im Wald zur Ausbildung. Greta Hessel hat die Gruppe gut geführt und angeleitet. Fragen wurden zugelassen und beantwortet.“*

Sylvia D.: *„Empathie und Fachwissen. Viele neue Erfahrungen. Frau Hessel kann ihr Wissen sehr gut weitergeben und verbindet Theorie mit Praxis.“*
Roland M.: *„Fragen – Praxisübungen – Bedingungen / Empfehlungen lesen des Buches – Hinweis auf rechtliche, praktische Probleme, alles vorhanden.“*

Ruth V.: *„Was Dich erwartet: freundliche Aufnahme, angenehmer Umgang, das Können und Wissen wurde gut vermittelt.“*

Franziska F.: *„Theorie, die wir gelernt haben, immer gleich in die Tat umgesetzt. Sie vermittelt ihr Wissen so lebendig und kompetent, gut strukturiert aufgebaut. Unterricht lebendig gestaltet in einer sehr angenehmen Atmosphäre. Das Buch über das „Waldbaden Shinrin Yoku“ war eine gute Grundlage für lebendiges Lernen und Umsetzen.“*

Anna B.: *„Es gab eine umfassende Einführung in die Thematik „Durchführung von Kursen“ von der Begrüßung, Anredeformen, Platzsuche und Erläuterungen zum Thema. Im eigentlichen Lehrgang wurden vertiefende praktische Übungen vorgestellt auf anschauliche Weise mit Feedbackmöglichkeiten. Es gab viel Raum für eigene praktische Erfahrungen mit jeweiligen Rückmeldungen in allen Ausbildungstechniken.“*

Petra R.: *„Warum die Ausbildung so effektiv ist? Greta gestaltet den Kurs sehr lebhaft und offen, so dass jeder Teilnehmer auch eigene Erfahrungen und Ideen mit einbringen konnte. Runde Ausbildung, die zum sofortigen Tätigwerden befähigt. Sie ist eine kompetente, fröhliche und abwechslungsreiche Ausbilderin. Ich habe Wissen und Begeisterung mitgenommen. Ich freue mich auf mein eigenes Vermitteln von WALDBADEN.“*

Emilia W.: *„Ich habe Greta auf eine sehr verständliche und fröhliche Art erlebt. Unglaublich wie vielseitig und kreativ die Natur erlebbar sein. Abwechslungsreich und praxisorientiert sind die Merkmale dieser Fortbildung gewesen.“*
Richard N.: *„Die Ausbildung ist außerordentlich interessant, überzeugend – souverän, leicht verständlich und schnell erlernbar mit einer beispielhaften Kursleitung, nachhaltige, sehr positive Erfahrung für meine eigene Gesundheit, dieses Naturerlebnis übertrifft alle meine bisherigen Erfahrungen.“*

Detlef A.: *„Ich habe mich perfekt betreut und aufgehoben gefühlt. Greta ist auf alles vorbereitet, hat für alles eine Lösung und ist auf jeden Kursteilnehmer sehr einfühlsam eingegangen. Ich wurde bestens auf meine Arbeit als Kursleiterin Waldbaden Shinrin Yoku vorbereitet und ich gehe mit einem sehr sicheren Gefühl meiner neuen Aufgabe entgegen.“*

Manfred T.: „*Sehr gut waren die Ausführungen zum Marketing, sowie die Überlegungen der Gruppe zur Preisgestaltung. Generell war das ganze Seminar strukturiert aufgebaut und hat mir Sicherheit gegeben.*"

Heidrun L.: „*Sehr informativ, kurzweilig. Der Wald ist schön und perfekt gelegen. Durch seine reichhaltige Abwechslung auf kleinem Raum ist er perfekt für die Schulung zum Waldbaden.*"

Hanna Z.: „*Wir waren sehr entspannt, was unsere Kursleiterin Greta auch durchgehend ausgestrahlt hat. Somit war die Ausbildung authentisch und man konnte als Schüler die Wirkung erleben. Informationen zu Vermarktung waren sehr wertvoll und wichtig.*"

Waltraut U.: „*Sehr professionell gewesen. Ihr angenehmes, authentisches Auftreten, ihre Fürsorglichkeit haben tiefen Eindruck auf mich gemacht. Sehr angenehm waren auch die von ihr ausgesuchten Ausbildungsorte im Wald. Die Ausbildung hat mich als Mensch verändert, die Wertschätzung für die Natur gegeben. Zwei hochinformative Tage.*"

Klara V.: „*Professioneller, abwechslungsreicher und praxisorientierter Unterricht für nur 460 €, keine Vorkenntnisse erforderlich, keine teuren Seminarunterkünfte notwendig, sondern Selbstversorgung und preiswerte Übernachtung im Kloster, sofortigen Erhalt des Zertifikats, keinen langweiligen Frontunterricht, sondern Erleben und Erfahren im Wald. Hohe Effizienz mit geringem Aufwand!*"
Jens B.: „*Ich habe Greta Hessel während meiner Ausbildung und Qualifizierung zum Kursleiter für Waldtherapie-Shinrin Yoku bereits im Frühjahr 2019 in Baden-Baden kennen gelernt. Dabei haben mich im Besonderen ihre fachlich bezogenen Inhalte in ihrer Ausgewogenheit zwischen Theorie und Praxis sehr beeindruckt und nachhaltig inspiriert.*"

Gabriele R.: „*Äußerst achtsam und immer auf der Suche nach neuen, heilsamen Kräften des Waldes, zeigt Greta allen interessierten Kursteilnehmern zielführende Wege auf, hin zu einem sehr effektiven Entspannungs-und Stressmanagement.*"

Jan G.: „*Als erste Begründerin der Waldtherapie hier in Deutschland zähle ich Greta daher zu einer namhaften, authentischen Persönlichkeit, die ihr ausgeprägtes Naturbewusstsein unausweichlich in den Fokus einer breiten Öffentlichkeit stellt. Ihre beispielhafte Professionalität und überzeugende Sachkenntnis ist ein fester Garant für jeden, der ihre Fachausbildung mit erfolgversprechender Zertifizierung persönlich in Anspruch nehmen möchte.*"

Liebe Greta,
mit den besten Wünschen für Gesundheit,
weiterhin viel Erfolg und vielen herzlichen Dank für Alles.
 Siegfried Hain
Experte und Mitglied der Internationalen Akademie für
Wald- und Naturtherapie Baden-Baden

# Kapitel 6: Zur Autorin

Greta Hessel, Akademikerin (Universität Hannover), Philosophin, Dozentin, Fotografin und Therapeutin, Heilpraktikerin für Psychotherapie. Leiterin und Dozentin an der Internationalen Akademie für Wald- und Naturtherapie, Reise und Gastro-Journalistin, Fotografin und Publizistin von mehreren Büchern, publizistische Veröffentlichungen für Magazine, Zeitungen und Zeitschriften.

Homepage:  www.greta-hessel.de

https://waldbaden-shinrinyoku-waldtherapie.de/

E-Mail:         greta.hessel@t-online.de

Praxis:  Telefonnummer  07221 - 3940363


Meine Tätigkeitsschwerpunkte:

Meine Tätigkeitsschwerpunkte liegen in der Beratung – und zwar in den Bereichen Psyche, Gesundheit, Ernährung, Lebensphilosophie und Persönlichkeitsentwicklung, wobei die Einbeziehung unserer Natur im Vordergrund steht.

Bei mir sind Menschen gut aufgehoben, die unter den Belastungen des alltäglichen Lebens leiden, wie beispielsweise unter Mobbing, Kummer, Ärger, Schwermut, Ängsten oder unter anderen Befindlichkeitsstörungen. Oft entstehen Probleme auch nur durch einem Mangel an Nährstoffen, falscher Lebensweise oder einem Mangel an Durchsetzungsvermögen.

Meine Zielsetzung ist, wieder Wohlbefinden und Stabilität im Menschen herzustellen, damit die meist Stressgeplagten in Harmonie und innerem Frieden das Leben genießen können.
In meiner Praxis lernen die Menschen, wieder zu sich selbst zu kommen, seelische Verletzungen aufzulösen und ihr inneres Gleichgewicht zu finden. Selbstfindung und Persönlichkeitsentwicklung stehen im Vordergrund meiner Arbeit. Selbstheilungskräfte werden aktiviert, und gespeichertes Wissen freigesetzt. Der Mensch findet durch die Natur zu sich selbst. Die Menschen werden durch aktives Handeln dazu angeregt, festgefahrene Muster in Bewegung zu bringen und neue Verhaltensweisen auszuprobieren. Ich schaffe so Räume für lösungsorientiertes Handeln.

# Vorwort von Dr. med. Lutz Wesel

## (Facharzt für Allgemeinmedizin u. Psychotherapeut):

„Trotz unbestreitbarer Erfolge der modernen Schulmedizin zeigt die Erfahrung der letzten Jahre, dass kranke Menschen zunehmend das Bedürfnis nach komplementären Heilmethoden artikulieren. Die Menschen spüren, dass es zu umfassender Heilung mehr bedarf als lediglich der Bekämpfung von Symptomen und Krankheiten. Gesund ist mehr als die Abwesenheit von Krankheit.

Gerade in unserer, hektischen, sinnentleerten Zeit erwächst in kranken Menschen ein tiefes Bedürfnis nach Seelenfrieden. Naturheilverfahren erleben eine enorme Nachfrage. Psychotherapie wird in steigendem Maße als zusätzliche Therapiemethode auch bei somatischen Erkrankungen in Anspruch genommen, alternative Heilmethoden sind zunehmend gefragt.

Neue Forschungsgebiete wie die Psychoneuroimmunologie, Psycho-Onkologie und salutogenetische Medizin tragen der Tatsache Rechnung, dass Erkrankungen nicht nur Funktionsfehler einzelner Organsysteme sind, sondern stets den ganzen Menschen betreffen.
Die Medizin, die sich jahrhundertelang ausschließlich mit Krankheiten beschäftigt hatte, beginnt den Menschen zu entdecken. Ohne jeden Zweifel stehen wir an der Schwelle zu einem neuen Zeitalter der Heilkunde.

Greta Hessel ist es in bewundernswerter Weise gelungen, ein neues Bewusstsein für die Möglichkeiten der Naturtherapie zu erwecken und aus ihrer Erfahrung als praktizierende Heilpraktikerin für Psychotherapie pragmatische Wege aufzuzeigen, jahrhundertealte Heilmethoden in einer zeitgemäßen Form anzuwenden. Ich sehe eine große Bereicherung für alle diejenige, die offen und mutig genug sind, über den Tellerrand rationaler Wissenschaftlichkeit hinauszublicken. Sie vermittelt Visionen, Hoffnung und Liebe.“

Vorwort von Horst Kosche

## Heilpraktiker und ehemaliger Ehrenpräsident der „Gesellschaft für Alternative Medizin."

Eine Frau der zweiten Hälfte des 20. Jahrhunderts bilanziert zur Halbzeit ihr Leben. Ein Mensch, aufgewachsen in den stürmischen Aufbaujahren nach dem Zweiten Großen Weltkrieg, sprengt die femininen Schablonen vorangegangener Epochen, mal mit inneren Ängsten und Zwiespälten, doch dann zusehends reifend mit forschem Vorwärtsdrang, neugierig, teils beharrlich, teils leichtfüßig tänzelnd führt ihr Weg überraschend zu einem so außergewöhnlichem Metier, welches beim unbedarften Leser sicher großes Staunen provozieren wird.

Ist ihr Weg rechtens? Kann er von der heutigen Gesellschaft akzeptiert werden? Ist er ein Vorbild – oder verwerflich – oder normal?

Welches Glück ist Greta zuteil, nicht im 18. Jahrhundert sondern heute leben zu dürfen! Und hatte sie doch vor zweihundert Jahren eine Inkarnation als Frau, mag diese ihrem Geist schlecht bekommen sein.

Trotz vieler Ungläubigkeiten, Zwiespälte und einer gehörigen Portion Eigensinn und Sturheit ging sie – rückblickend – folgerichtig – über das akademische Studium der philosophischen Wissenschaften in die Naturtherapie hinein.

Sie lernte sich mit den Kräften der Natur und den anderen Welten zu verbinden. Obwohl mit dem Verstand und mit unsentimentalem Kalkül agierend, funktioniert ihre Einflussnahme spirituell und unwirklich Geschehnisse provozierend, die rational nicht zu erklären sind. Aber sie sind Wirklichkeit. Und Greta's Kraft und Überzeugung führt andere Suchende in die Welt der Wald und Naturtherpie.

Unbekümmert und mit entwaffnender Offenheit, lebt sie sich selbst, hat sich viele Tabus der gesellschaftlichen Gepflogenheiten ohne Scheu entledigt. Damit ist sie dem weiblichen Status zum Ende dieses 20. Jahrhunderts bereits einen großen Schritt voraus.

Greta, diese erstaunliche Frau, in der sich überzeugende Selbstsicherheit und Zweifel paaren, frische Jugendlichkeit und philosophische Weisheit vereint sind, die mit freiem Blick klaren Augen in die Welt schaut, ist dennoch für mich voller vieler Rätsel.

Auch sie ist nicht ohne Widersprüche. Aber mit starken Schritten geht sie heute ihren Weg. Dabei verkörpert sie mir den Zerfall alter Normen und Werte und weist durch ihr Sein, Tun, und Denken deutlich in das kommende Zeitalter des Wassermanns, das der Menschheit eine grundsätzliche geistige Neuorientierung bringen wird, bei der die Wald und Naturtherapie eine ihr gebührende Zukunft erwachsen wird.

# https://www.philo-praxis.com

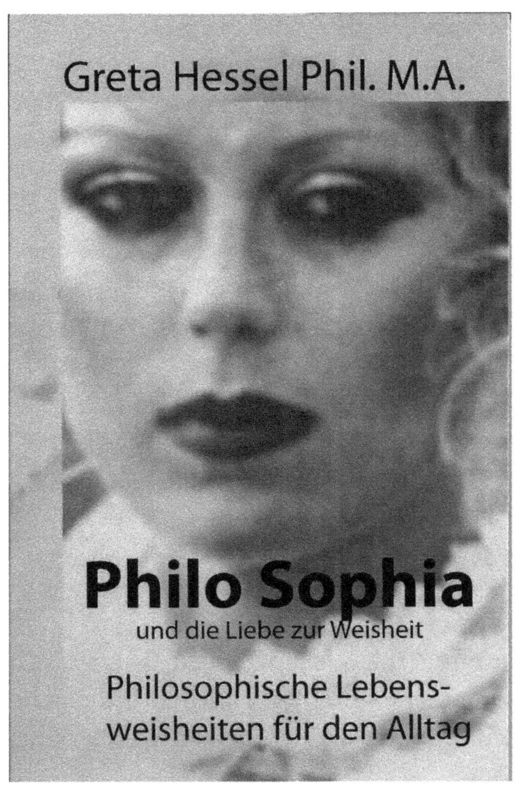

# Denken hilft

(aus: FINANCIAL TIMES vom 8.10.2004 von Nele Husmann):

„Von wegen dumme weiße Männer: Viele Amerikaner diskutieren in Philosphierclubs. Und von Descartes und Laotse können auch deutsche Manager lernen.

Die Suche nach tieferen Gesprächen ist nicht auf Amerika beschränkt. „Was boomt, ist die Frage nach Sinn", sagt Peter Vollbrecht, der im Süddeutschen philosophische Cafés organisiert und philosophische Reisen leitet. „Die Antworten der Psychologie führten zu einem extremen Kreisen ums eigene Ich.

Die Philosophie geht weit darüber hinaus."

Greta Hessel, die regelmäßig philosophische Cafés in Baden-Baden ausrichtet, beobachtet dasselbe: „Die Kirche versagt, die Esoterik ist vielen zu abgehoben, bei der Suche nach Antworten bleibt die Philosophie.

"PhiloSophia und die Liebe zur Weisheit – Philosophische Lebensweisheiten für den Alltag, 104 Seiten, Verlag: Books on Demand, Norderstedt, Erscheinungsdatum: 05.09.2019, ISBN-13: 9783749481088.

Philosophie im Sinne von Weisheit hat es eigentlich bis heute noch nicht gegeben. ‚Philos' heißt Freund und ‚Sophie' heißt Weisheit. Was jedoch die abendländische Philosophie bis heute entwickelt hat, ist eine vernunftbetonte, wissenschaftliche Philosophie, die eigentlich so recht keiner mehr versteht. So ist es kaum ein Wunder, wenn der Mensch bei dem Wort ‚Philosophie' sagt: nein danke, das verstehe ich nicht.

Sowohl der Weg der Vernunft wie auch der Weg der Weisheit sind Erkenntniswege, die bis in das 4. Jahrhundert vor Christus miteinander konkurrierten. Die eigentliche Suche nach ‚Sophia'

führt in den mythologischen Bereich, und eben diesen Bereich wollten die ersten Philosophen im griechischen Raum überwinden, indem sie anfingen, die Natur zu erklären.

Die Philosophische Praxis ist unterrichtend und beratend tätig und gibt Lebenshilfe und Orientierung. Die japanische Philosophie stellt den Sinn des Lebens in den Mittelpunkt des Daseins. Das Ziel ist, sich selbst besser kennen zu lernen.

# Philosophische Therapie

## zur Prävention bei Stress, Burnout
## und Erschöpfung
## und
## Krisensituationen im Leben

## Ein Schatten unserer selbst

Was hat sich verändert in den letzten Jahrzehnten?
Warum haben so viele den Eindruck den Kontakt mit sich selbst irgendwie verloren zu haben?
Unser materieller Wohlstand ist unendlich gewachsen. Aber dieser Fortschritt hat einen Preis. Wir sind Getriebene, denen ständig die Angst im Nacken sitzt zu versagen: im Beruf, im Verhältnis zu unseren Partnern, zu unseren Kindern, vor unseren Freunden, vor unseren eigenen Idealen. Die modernen Kommunikationstechnologien haben auch die letzten verbliebenen privaten Schutzräume aufgelöst.

Anpassung an den sich immer weiter beschleunigenden Rhythmus ist gefragt, ständige Verfügbarkeit ist zu einem unerbittlichen Imperativ geworden. Rund um die Uhr sieben Tage die Wochen funktionieren wir im Notfallmodus, verschieben jeden Gedanken an uns selbst, an von Monat zu Monat, von Jahr zu Jahr.

Später wird doch noch Zeit sein. Irgendwann haben wir uns dann aus den Augen verloren, ist der Kontakt mit unserem Ich endgültig abgerissen, sind unsere wahren Gefühle und Sehnsüchte nur noch wehmütige Erinnerung.

## Der wahre Luxus

Wer es sich leisten kann, die Zumutungen der Moderne auf Abstand zu halten, weiß es längst: wahrer Luxus bedeutet, frei über seine Zeit zu verfügen; wirkliche Erfüllung findet sich in Begegnungen, die sich rückhaltlos auf das Du einlassen; dauerhaftes Glück sind Freiräume, in denen man wieder ganz zu sich selbst finden kann.

Das Wissen aber, welche Wege dorthin führen, ist uns verlorengegangen. Wir sind von einem geistigen Tinnitus befallen, der uns nachts aufschrecken lässt. Die Angst hat sich in unserem Inneren verselbstständigt, der Feind hat einen Brückenkopf in uns selbst gebildet, wir können die schrecklichen Gedanken nicht mehr abschütteln.
Lernen, wieder auf sich selbst zu hören

Die gute Botschaft ist, es gibt Möglichkeiten diesen geistigen Tinnitus wieder loszuwerden. Man kann lernen, wie man den Kontakt zum verschütteten Ich wieder aufnehmen kann.

Mit den meditativen Techniken der Achtsamkeit und einer extensiven philosophischen Analyse der Lebenssituation können Sie wieder genügend Ich-Kompetenz aufbauen, um wieder zu sich selbst zu finden.

Lassen Sie mich Ihr Coach auf diesem Weg sein. In langjähriger Erfahrung habe ich gelernt, was in welcher biographischen Krisensituation am besten geeignet ist, das umzingelte Ich wieder zu stärken.

## Wenn Körper, Geist und Seele erkranken

Alle körperlichen Störungen haben oft auch eine seelische Ursache. Es kommt zum schlechten Allgemeinbefinden, den sogenannten psychosomatischen Beschwerden, die zu einer  körperlichen und psychischen Erschöpfung führen.

Auch schwerwiegende Lebensereignisse,  insbesondere Verlust eines nahen Mitmenschen, oder eine Scheidung, sowie chronische Konflikte in einer Beziehung,  Zeitmangel, Termindruck, Lärm, Geldmangel, Armut, Schulden,  Angst, nicht zu genügen (Versagensangst), Perfektionismus (überhöhte Ansprüche an sich selbst und an andere), soziale Isolation, Verachtung und Vernachlässigung, Schlafentzug, Reizüberflutung, Langeweile und Lethargie, Überforderung durch neue technische Entwicklungen (Technikstress), Stress durch die Bedrohung des Selbstes (eigenes Scheitern oder die Respektlosigkeit anderer) können letztendlich zum Burnout führen.

### Hier hilft in erster Linie die Akut-Therapie

Wenn Sie dringend einen Ansprechpartner oder eine Begleitperson brauchen. Denn oft sind die Wartezeiten für eine Psychotherapie sehr lang. Hier bekommen Sie Soforthilfe! Dazu biete ich Ihnen eine Gesprächstherapie an, in denen der psychopathologische Befund erhoben wird und eine therapeutische Beziehung  zu Ihnen aufgebaut wird.

## Die Gesprächstherapie

Bei der Gesprächstherapie steht das Gespräch im Vordergrund. Hier stehen Sie als Person im Mittelpunkt und nicht Ihr Problem. Hier lernen Sie Ihre verborgenen Fähigkeiten zu entwickeln, um selbständig Lösungen für Ihr Problem zu entfalten. Hierbei begegnet der Therapeut dem Klienten mit positiver Wertschätzung und Achtung, Empathie und vorurteilsfrei. Auf dieser Basis lernen Sie sich besser zu verstehen um Ihr Leiden oder Ihr Problem zu bewältigen. Auf der Suche nach sich Selbst und bei spirituellen Problemen empfiehlt sich die

# Transpersonale Psychotherapie

denn das bedeutet Bewusstseinserweiterung durch das Erleben von transpersonalen Erfahrungen. Die transpersonale Psychotherapie ist aus der transpersonalen Psychologie hervorgegangen, oder wird auf ihre Modelle aufgebaut.

Die transpersonalen Psychologie setzt sich mit der Erfahrung von veränderten Bewusstseinszuständen auseinander, wie Ekstase, Trance und Grenzerfahrungen. Das geht über die normale Form der Psychologie und Psychotherapie hinaus, denn sie enthält zusätzlich spirituelle und philosophische Ansätze.
Besonders gut geeignet für Menschen in spirituellen Krisen.

## Der philosophischer Dialog / die Sokratische Methode

Der sokratische Dialog ist in vielen philosophischen Praxen die gängige Methode, um den Menschen eine neue Perspektive zu verschaffen und sich selbst zu erkennen. Sie ist eine Gesprächsführung mit dem Ziel, das Unbewusste des Menschen ins Bewusstsein zu bringen.

Diese Methode wird auch als Hebammenmethode bezeichnet, weil sie etwas gebärt, was der Mensch nicht weiß und wird auch in vielen psychotherapeutischen Praxen angewendet.
www.philo-praxis.com

## Die Naturtherapie

ist eine psychologische Therapieform, in der die Natur für therapeutische Zwecke genutzt wird. Sie verknüpft traditionelles, rituelles Urwissen mit der heutigen Psychotherapie. Sie weckt Selbsterkenntnis durch Wahrnehmungen in Kontakt mit Naturerfahrungen.
Der Zugang zu seelischen Erfahrungsräumen ist unmittelbar durch Rituale und Trancemethoden. Unbewusstes kommt an die Oberfläche und will gelebt werden.

Doch nicht jeder Spaziergang verhilft zur Selbsterkenntnis. Um zu den tieferen Schichten der Seele zu gelangen, bedarf es eines Gespräches oder Techniken, wie Trancearbeit und Rituale.
Nur durch die Selbsterfahrung, die Erfahrung des Selbstes, eröffnet sich das eigentliche SEIN. Die Wirklichkeit des eigenes ICH-Bewusstsein und nicht das von Anderen aufgesetzt Fremdbewusstsein. Die Natur wird als Spiegel erfahren. Dazu ist es nicht nötig, sich in der einsamen W
ildnis zurückzuziehen, auch ein Baum im Park reicht, um Kontakt aufzunehmen. Wissenschaftliche Studien aus Japan haben ergeben, dass durch die Atmosphäre des Wal-

des Blutdrucks, Puls und  Stresshormone gesenkt werden können.

Durch Bewegung kommt der Kreislauf in Schwung, die Botenstoffe im Gehirn werden besser übertragen, was wiederum gegen Depressionen hilft. Achtsamkeits-Strategien dienen zur Bewusstseinsklarheit, Gegenwartswahrnehmung, Kontemplation und Selbstreflexion, denn diese führen zur Selbstregulation und zur Selbstkompetenz. www.akademie-für-naturtherapie.de

Aktuelle Angebote: www.Akademie-für-Naturtherapie.de,
www.philo-praxis.com,

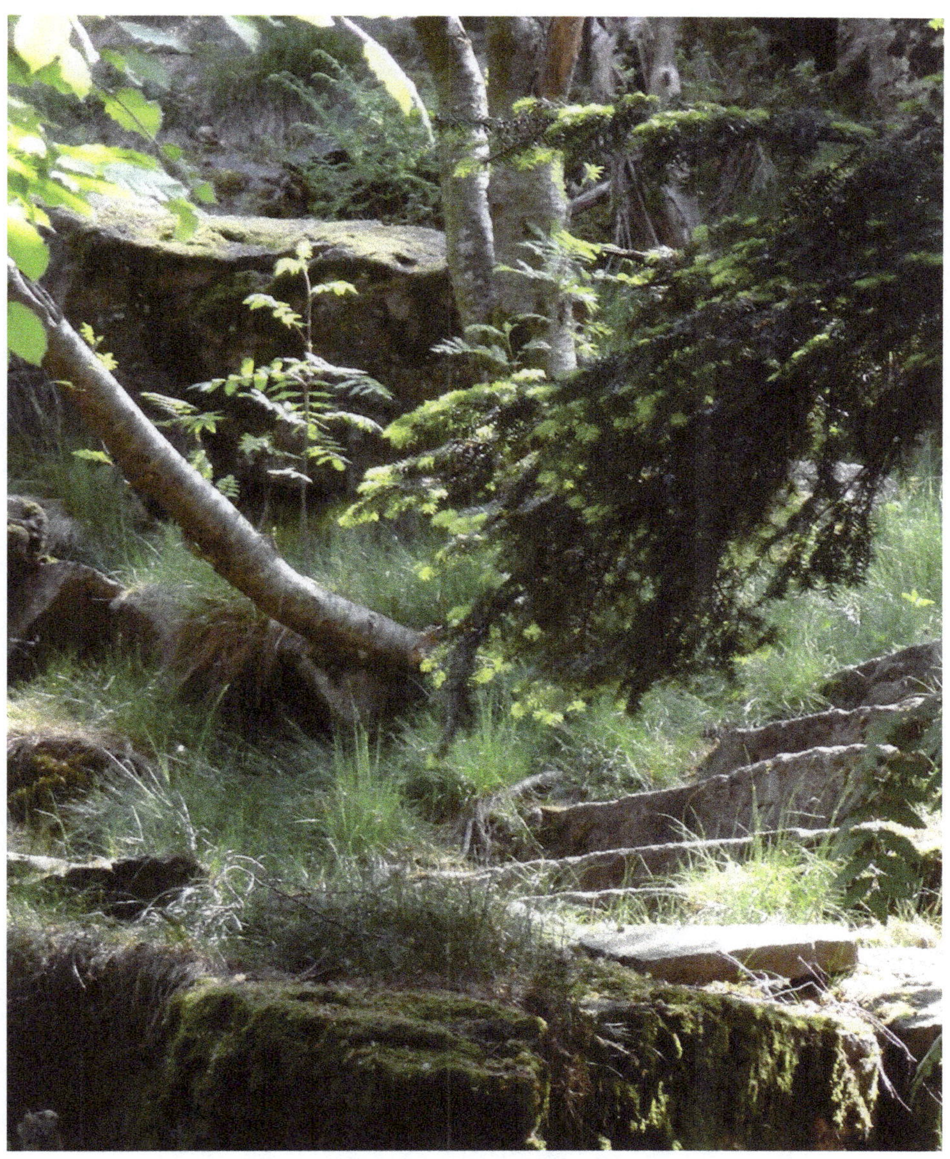

# Waldbaden

Greta Hessel berichtet von einer neuen, vielversprechenden Methode zur Heilung und Abwendung von Zivilisationsschäden beim arbeitenden modernen Menschen.

Es ist eine Zusammenfassung und Erörterung neuer und älterer Methoden zur Behandlung zivilisatorisch bedingter, psychischer Blockaden und deren Folgen.

Die folgenden Abhandlungen befassen sich mit den durch die zunehmende Zivilisation und Konzentration der Menschen in Großstädten verursachten, psychischen Problemen.
Besonders in einigen Ländern, wie Japan, führten diese Probleme zu erhöhten Selbstmordraten, psychischen Schäden und typischen Krankheitsbildern. Entsprechende Statistiken bewiesen, dass eine deutliche Zunahme dieser psychischen und physischen Krankheitsbilder zu erkennen war.
Die Suche nach Abhilfe führte auch zu den infolge beschriebenen Behandlungsmethoden. Da diese Phänomene auch vermehrt in europäischen Industrie-ländern wie Deutschland auftreten, ist es an der Zeit, über diese Thematik zu berichten.

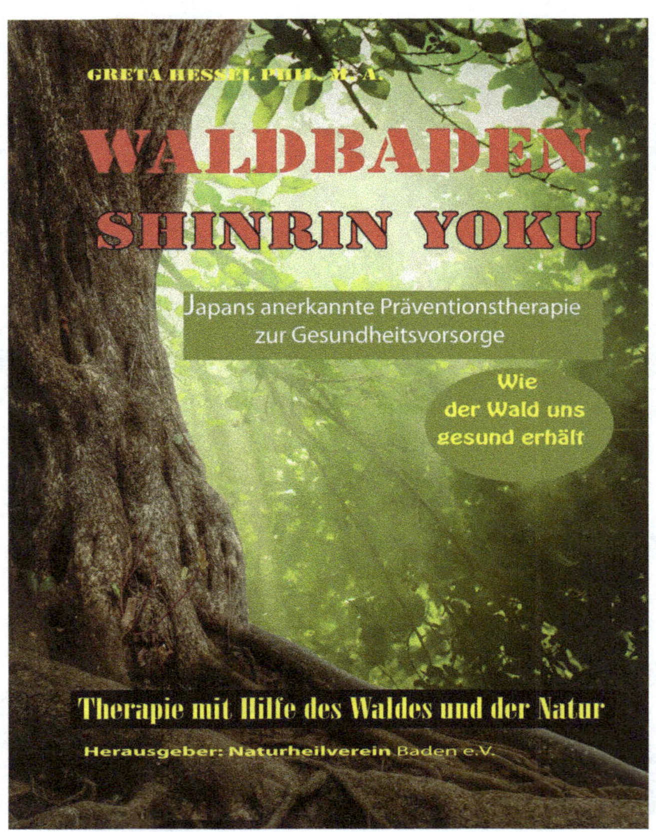

# Waldbaden – Shinrin Yoku: Glückscamp für Kinder, Glücki und das Geheimnis der Glücksrollen

Greta Hessel und Dragi Lycka, 140 Seiten, Verlag: Book on Demand, Norderstedt, Erscheinungsdatum: 22.03.2019,  ISBN-13: 9783749432622.

Glücki, ein glückliches Kind und lebt im Glücksland. Wie schön, wäre es, wenn alle Kinder glücklich wären und dort leben könnten. Doch leider gibt es auch viele unglückliche Kinder, die im Unglücksland leben und traurig sind. So begeben sie sich auf die Suche und treffen eines Tages im Wald Nejana, die Glücksfee. Sie lebt in der Zwischenwelt, das ist die Welt zwischen dem Glücksland und dem Unglücksland. Sie hat sieben geheimen Botschaften vom Rat der Weisen aus dem Glücksland erhalten. Allerdings wurden die Rollen von den Tieren aus der Unglückswelt entwendet und versteckt.

Um nun an die Glücksrollen zu kommen, müssen die Unglückskinder große Hindernisse überwinden und den Kampf mit den negativen Tieren aufnehmen. Ein spannender Roman mit Anleitungen und Übungen zum glücklichen Leben.

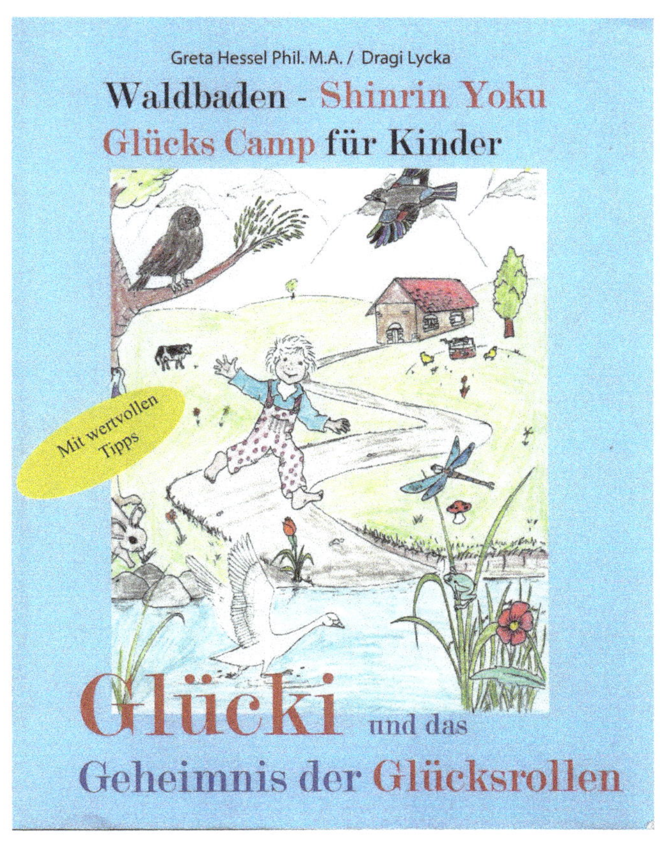

# Hyperaktivität bei Kindern und Erwachsenen

Immer mehr Kinder erkranken an der angeblichen Krankheit mit der Bezeichnung Hyperaktivität oder auch ADHD genannt. Genervte Eltern, Lehrer und Erzieher sind betroffen und hilflos. Die Wissenschaftler haben noch keine Erklärung gefunden, wohl aber ein Medikament, eine Droge, die zwar nicht heilt, aber auf Dauer die Gehirne der Kinder möglicherweise zerstört.

Ist Hyperaktivität nur eine von amerikanischen Psychiatern und der Pharmaindustrie erfundene Krankheit? Ist Hyperaktivität nur eine Modeerscheinung unserer Zeit, hinter der sich eine kranke Gesellschaft versteckt und falsche Erziehungsmethoden?

Hyperaktivität ist keine Krankheit, sondern ein Zusammenspiel von Unterforderung, falscher Ernährung, falscher Erziehung, Umwelteinflüssen, Umweltbelastungen, erblichen Veranlagungen, Stoffwechselstörungen und anderen Mangelzuständen, wie zu wenig emotionale Nähe, Liebe und Zuwendung.

Nervenstarke Eltern sind gefragt. Ein Kind ist eine Herausforderung und wie sie ihrem hyperaktiven, hochbegabten oder Indigo Kind und vor allem auch sich selbst dabei helfen können, beschreibt die Autorin und Herausgeberin in Zusammenarbeit mit Ärzten, Therapeuten, Pädagogen in diesem Buch.

BOD Verlag, Norderstedt,
ISBN: 9783732236114

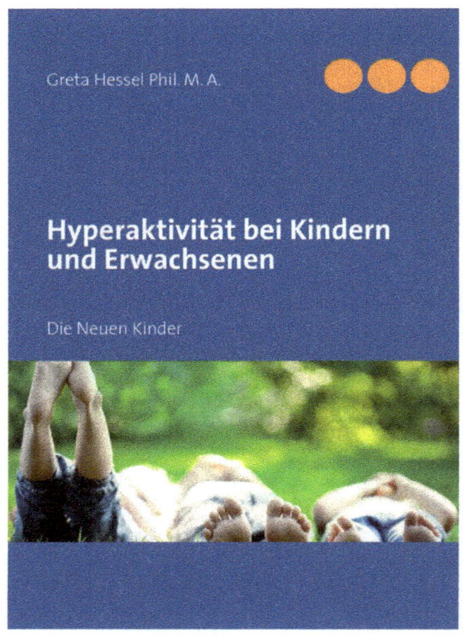

# Greta kocht anders

Dieses auf praktischen Erfahrungen beruhende Kochbuch ist zugleich ein Ernährungsratgeber auf dem aktuellen Stand.

Es entstand aus der Erkenntnis der Autorin, dass viele gesundheitlich gravierende Ernährungsfehler der traditionellen deutschen Küche vermeidbar wären, wenn in Deutschland eine andere Ernährungsweise entstünde, die sich, beispielsweise, an der Kochkunst der einfachen ITALIENISCHEN BAUERNKÜCHE orientieren könnte.

Die Vorstellung, dass eine Ernährung, die GESUNDEN GENUSS OHNE VERZICHT ermöglicht, genau dem Lebensideal der Südeuropäer, besonders der Italiener, entspricht, umreißt die Autorin mit dem Motto DOLCE VITA (Glückliches und gesundes Leben).

In diesem Buch geht die Autorin sehr genau auf die Probleme der deutschen Küche ein, die zu wenig Gemüse und Salat sowie zu viele fett-, kohlehydrat- und glutenhaltige Speisen kennt.

Hinzu kommen die Probleme, die sich weitgehend aus der fabrikmäßig betriebenen Brot- und Milchherstellung ergeben. Auch wird ein Hintergrund für bestimmte Magen- und Darm-Beschwerden aufgezeigt, der sich aus der Verwendung von Weißmehl sowie von pasteurisierter oder homogenisierter Milch ergibt.

Das Kochbuch bietet einen umfassenden Einblick in die Kochwerkstatt der Autorin, worin sie erläutert, wie eine gesundheitlich förderliche Ernährung aussehen kann.

Dies wird anhand vieler Rezepte aus der italienischen Bauernküche verdeutlicht, die von der Autorin nachgekocht wurden. Die meisten Gerichte können ohne großes Vorwissen recht schnell zubereitet werden, und auch Anfänger sind nicht überfordert.
Greta kocht anders. BOD Verlag, Norderstedt, ISBN: 9783732236114

# Onlineausbildung zur ganzheitlichen Transformation ist der wahre Luxus

Wer es sich leisten kann, die Zumutungen der Moderne auf Abstand zu halten, weiß es längst: wahrer Luxus bedeutet, frei über seine Zeit zu verfügen. Wirkliche Erfüllung findet sich in Begegnungen, die sich rückhaltlos auf das Du einlassen; dauerhaftes Glück sind Freiräume, in denen man wieder ganz zu sich selbst finden kann.

Das Wissen aber, welche Wege dorthin führen, ist uns verlorengegangen. Wir sind von einem geistigen Tinnitus befallen, der uns nachts aufschrecken lässt. Die Angst hat sich in unserem Inneren verselbstständigt, der Feind hat einen Brückenkopf in uns selbst gebildet, wir können die schrecklichen Gedanken nicht mehr abschütteln.

Lerne, wieder auf dich selbst zu hören

Die gute Botschaft ist, es gibt Möglichkeiten diesen geistigen Tinnitus wieder loszuwerden. Man kann lernen, wie man den Kontakt zum verschütteten Ich wieder aufnehmen kann.

Wenn Körper, Geist und Seele erkranken
Alle körperlichen Störungen haben oft auch eine seelische Ursache. Es kommt zum schlechten Allgemeinbefinden, den sogenannten psychosomatischen Beschwerden, die zu einer körperlichen und psychischen Erschöpfung führen.

Auch schwerwiegende Lebensereignisse, insbesondere Verlust eines nahen Mitmenschen, oder eine Scheidung, sowie chronische Konflikte in einer Beziehung, Zeitmangel, Termindruck, Lärm, Geldmangel, Armut, Schulden, Angst, nicht zu genügen (Versagensangst), Perfektionismus (überhöhte Ansprüche an sich selbst und an andere), soziale Isolation, Verachtung und Vernachlässigung, Schlafentzug, Reizüberflutung.

Langeweile und Lethargie, Überforderung durch neue technische Entwicklungen (Technikstress), Stress durch die Bedrohung des Selbstes (eigenes Scheitern oder die Respektlosigkeit anderer) können letztendlich zum Burnout führen.

Hier hilft in erster Linie die Online-Jahresausbildung zur Transformation.
Du kannst meine Methoden besonders gut anwenden, wenn Du in alternativen und beratenden Kreisen tätig bist, wie beispielsweise in Heil und Hilfsberufen, oder in der Heilpraktikerpraxis.

Du kannst meine Methoden aber auch in Deinem Familienkreis oder an Deinem Arbeitsplatz/Praxis anwenden. Auf jeden Fall wird es Dein Leben und das Leben anderer Menschen bereichern.

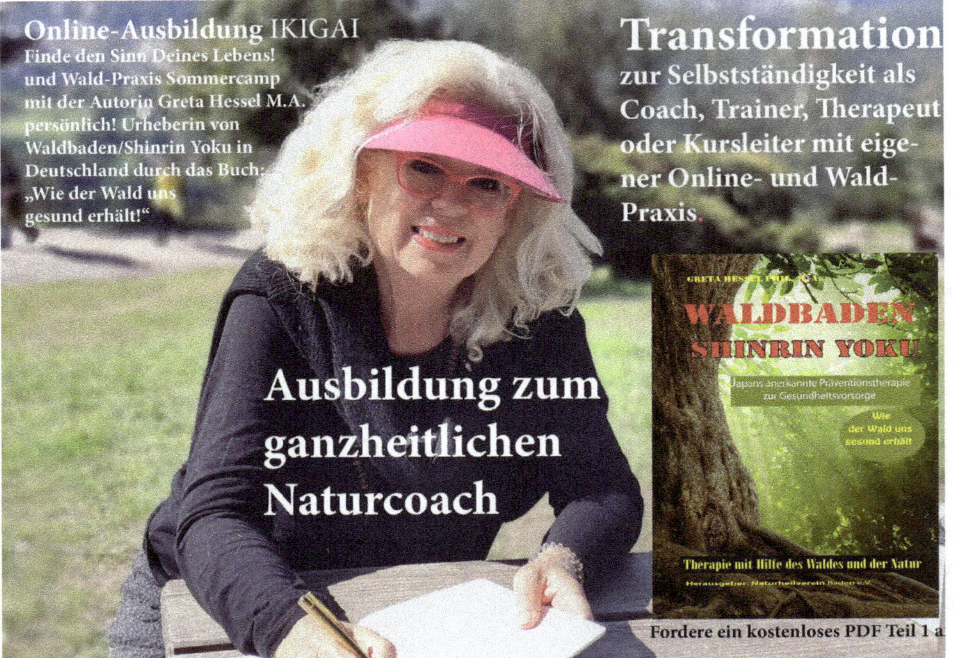


Mache Arbeitszeit zur Quality time! Mach Deinen Beruf zur Berufung! Lebe Deine Leidenschaft und werde damit reich und glücklich!

Lerne mit Ikigai Dein Leben und das Leben der Anderen glücklich zu machen, denn das ist das Geheimnis der Japaner in Okinawa. Einem Ort, in dem viele Menschen über 100 Jahre alt werden.

Du bekommst von mir eine Schritt für Schritt Anleitung für Dein erfolgreiches Business-Coaching. Ich zeige Dir, wie Du als Coach und Trainer sichtbar wirst und in kürzester Zeit Deine Wunschkunden generierst!

Das bringt Dir Wohlstand und Fülle.

Die japanische Philosophie stellt den Sinn des Lebens in den Mittelpunkt des Daseins. Das Ziel ist, sich selbst besser kennen zu lernen, seine Wünsche und Bedürfnisse, um glücklich leben zu können.

Mit Ikigai-Onlinecoaching-findest Du Deine Lebensaufgabe
Zweck und Bedeutung des eigenen Lebens steht im Focus dieser japanischen Philosophie, die immer mehr auch nach Deutschland übergreift und in den philosophischen Praxen angewendet wird.

In diesem Online-Coaching erarbeite ich mit Dir Dein persönliches Ikigai.
Wir erarbeiten Deine Selbstwahrnehmung, Deine Selbstwirksamkeit, Deine Talente, Bedürfnisse und Begabungen.
Finde Klarheit über deine Lebensaufgabe und Leidenschaft
Ikigai ist ein Weg der Achtsamkeit und der kleinen Schritte. Jeder Schritt ist eine Veränderung, eine Transformation zu einem besseren Leben.
Und deshalb bestimmst Du die Zeit selbst, wie weit Du gehen möchtest.

Erfahre, wie du deine Stärken und Talente optimal einsetzen kannst
Zuerst lernen wir uns kennen in einem kostenlosen 20 minütigen Videochat per Scype:
Danach folgt eine Grundbuchung von 2 x 3 Stunden für eine Transaktionsanalyse und ich erstelle Dein eigenes Ikigai Modell. Wieviel Stunden Du dann weiterhin brauchst, um Deine Ziele zu verwirklichen, entscheidest Du selbst.

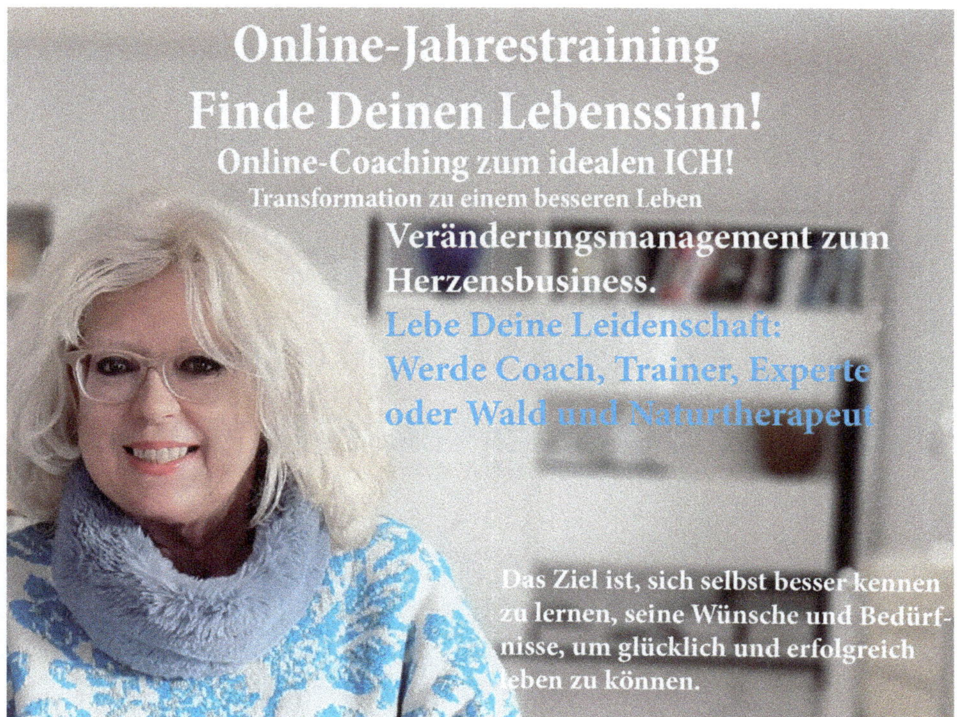

# GRETA KOCHT
## ANDERS

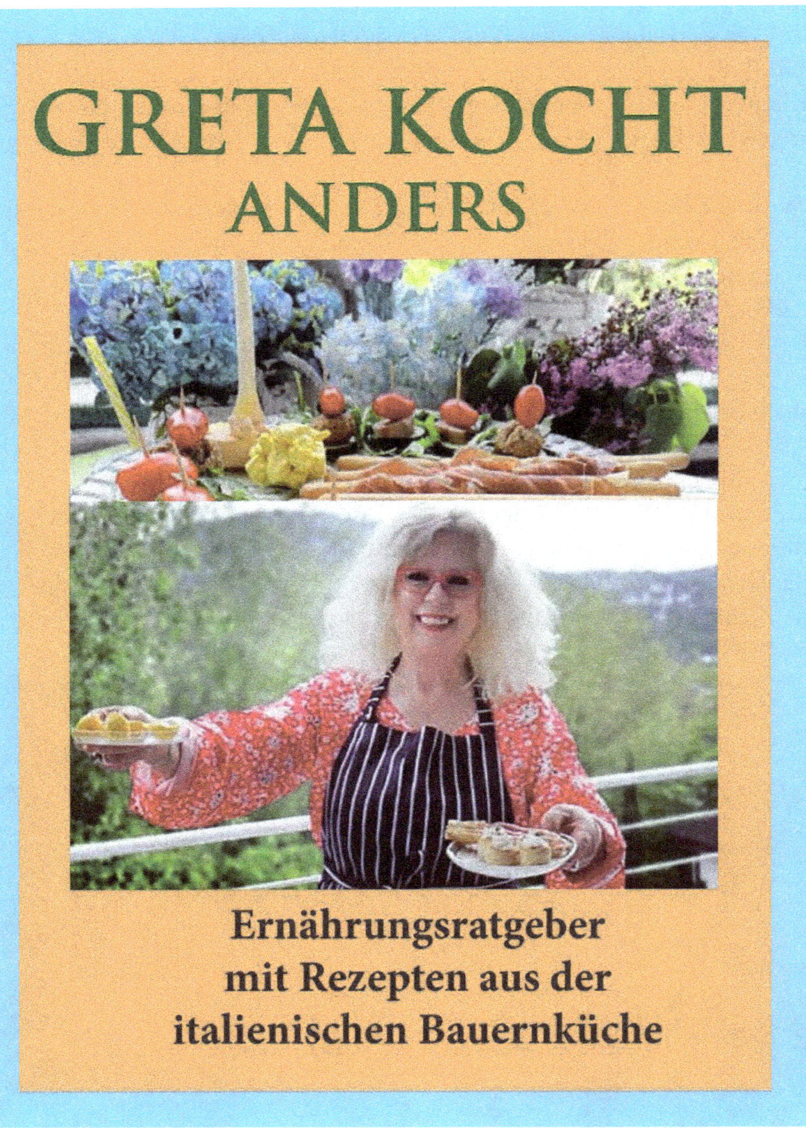

**Ernährungsratgeber
mit Rezepten aus der
italienischen Bauernküche**

## Naturtherapie ist ein Teil der modernen Psychotherapie:

Im Rahmen der neueren Entwicklungen in der modernen Psychotherapie gewinnen die Formen der Naturtherapie eine immer größere Bedeutung.
Die Naturtherapie befasst sich vor allem mit Menschen, denen die Naturentfremdung alleine schon krank macht.

„Werden Naturtherapien im Rahmen von psychotherapeutischen und psychiatrischen Therapien eingesetzt, hat man die Möglichkeit, die Behandlungszeiten zu verkürzen, die Medikamente zu reduzieren und einen Transfer der Therapiewirkung in den Alltag zu erreichen".

„Jean-Jacques Rousseau" sagt dazu in:
Zurück zur Natur: „Der Naturzustand des Menschen ist eine Art unverdorbenes Paradies. Nur durch die Gesellschaft und die Übel der Zivilisation kommt der Mensch mit dem Bösen in Kontakt. Die Zivilisation ist des Menschen Schuld, während die Tugend im Zustand der Natürlichkeit zu finden ist. Der Mensch ist frei, aber überall liegt er in Ketten."

Bevor es moderne Ärzte gab, haben Heilkundige, Priester und Schamanen in den frühen Hochkulturen spirituelle Aspekte in ihre Heilungsrituale mit einbezogen. Erst mit der Neuzeit und der Aufklärung begannen Psychologen die transzendenten Aspekte auszugrenzen. Das naturwissenschaftlich - materialistische Weltbild wurde so geprägt. Es entwickelte sich der „Behavoirismus", die „Verhaltenstherapie" und die Freudsche Psychoanalyse. Erst in letzter Zeit entwickeln sich Psychologie und Psychotherapie zu einer Verbindung mit dem Transzendenten und so ist der Begriff der transzendentalen Psychotherapie/Psychologie entstanden.

Dazu können verschiedene archaische Techniken angewendet werden, die mit Elementen aus östlicher Meditation, schamanistischen, hinduistischen oder tibetischen Kulturen angereichert sind. Es wird davon ausgegangen, dass „Seele" existiert, die Erfahrungen unabhängig von Zeit und Raum, speichern kann (das kollektive Unbewusste).

In der Naturtherapie werden bewusstseinsverändernde Techniken wie holotropes Atmen, Trommeln oder Trancetanz eingesetzt, um Veränderungen im Bewusstsein zu bewirken.

Der Begriff transpersonalen Psychologie wurde durch die humanistische Psychologie in den USA gegen Ende der 60iger Jahre geprägt.

„Wesentliche Begründer und Theoretiker der Transpersonalen Psychologie waren und sind „Stanislav Grof, Anthony Sutich, Frances Vaughan, Roger Walsh, Abraham Maslow, Ronald D. Laing, Charles Tart, Roberto Assagioli" und „Ken Wilber".

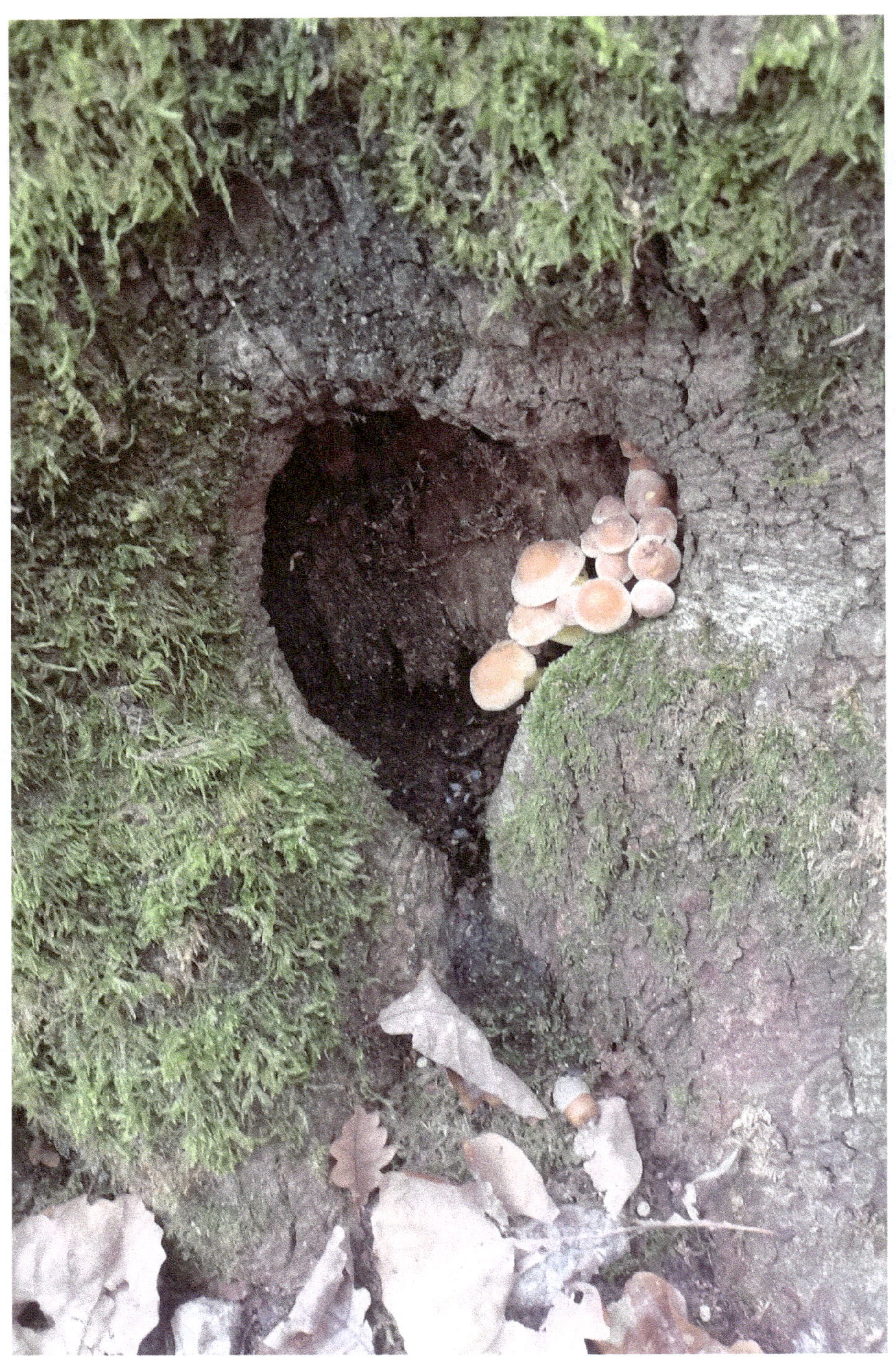

In Europa wurden auch Elemente der Analytischen- Psychologie von „Carl Gustav Jung", der von „Viktor Emil Frankl" begründeten Logotherapie und der von „Karlfried Graf Dürckheim" begründeten Initiatischen Therapie in die Transpersonale Psychologie integriert."

## Und was ist Unbewusste?

Wir leben bewusst nur in ca. 20 % unseres Bewusstseins, ca. 80 % davon bleiben unbewusst. Das ist quasi die kleine Spitze von einem Eisberg, der aus dem Meer ragt. Das Unbewusste ist der menschlichen Psyche nicht direkt zugänglich, aber es beeinflusst das Handeln, Denken und Fühlen entscheidend. Durch Bewusstmachung von unbewussten Vorgängen können Menschen in ihrer Persönlichkeitsentwicklung unterstützt werden.

## Wie bekommt man Zugang zum Unbewussten?

Für „C. G. Jung" war es von zentraler Bedeutung, einen Zugang zum Unbewussten zu finden, eine Beziehung dazu aufzubauen (z.B. durch Träume, Symbole, Erinnerungen), denn so die These von Jung, wenn bewusste Inhalte ins Unbewusste verschwinden können, so können sie auch wieder auftauchen. Er sieht das Unbewusste auch als schöpferische Quelle, die nach Bewusstwerdung strebt.

„Carl Gustav Jung" (1875 - 1961) war ein schweizerischer Psychiater, der unsere Sichtweise von der menschlichen Psyche oder Persönlichkeit nachhaltig verändert hat.
Jung unterscheidet zwischen persönlichem Unbewusstem (es war mal bewusst und ist wieder verschwunden, vergessen oder verdrängt) und dem kollektiven Unbewusstem, das vererbt wird und nie im Unbewussten präsent war, also nie individuell war.
Archetypen in uns:
Götter, Mythen, Glaubensbilder

Jung stellte durch seine Forschungen fest, dass in allen Menschen bestimmte archetypische Strukturen, (Prinz, Prinzessin usw.) Muster oder symbolische Bilder wirken.
Bei den Indianern beispielsweise sind es Krafttiere, die dem Menschen helfen eine Verbindung zu schaffen. Es können auch Engel oder andere Symbole sein.
Wir können über Träume zu unseren „Archetypen - Inneren Ratgebern" reisen, um dort Unterstützung zu holen, oder um Rat zu fragen.

Jung sagt, in dem Moment, wo wir mit unseren Gefühlen stark beschäftigt sind und eine Lösung suchen, kommunizieren wir auf der symbolischen Ebene.

Von dort kommt mittels der Intuition die Antwort. Das kann in Form einer Information sein, einem Bild, einen inneren Dialog oder auch einer ganz klaren Aussage. Je mehr wir Zugang zu unserem Unbewussten bekommen und uns mit dem kollektiven

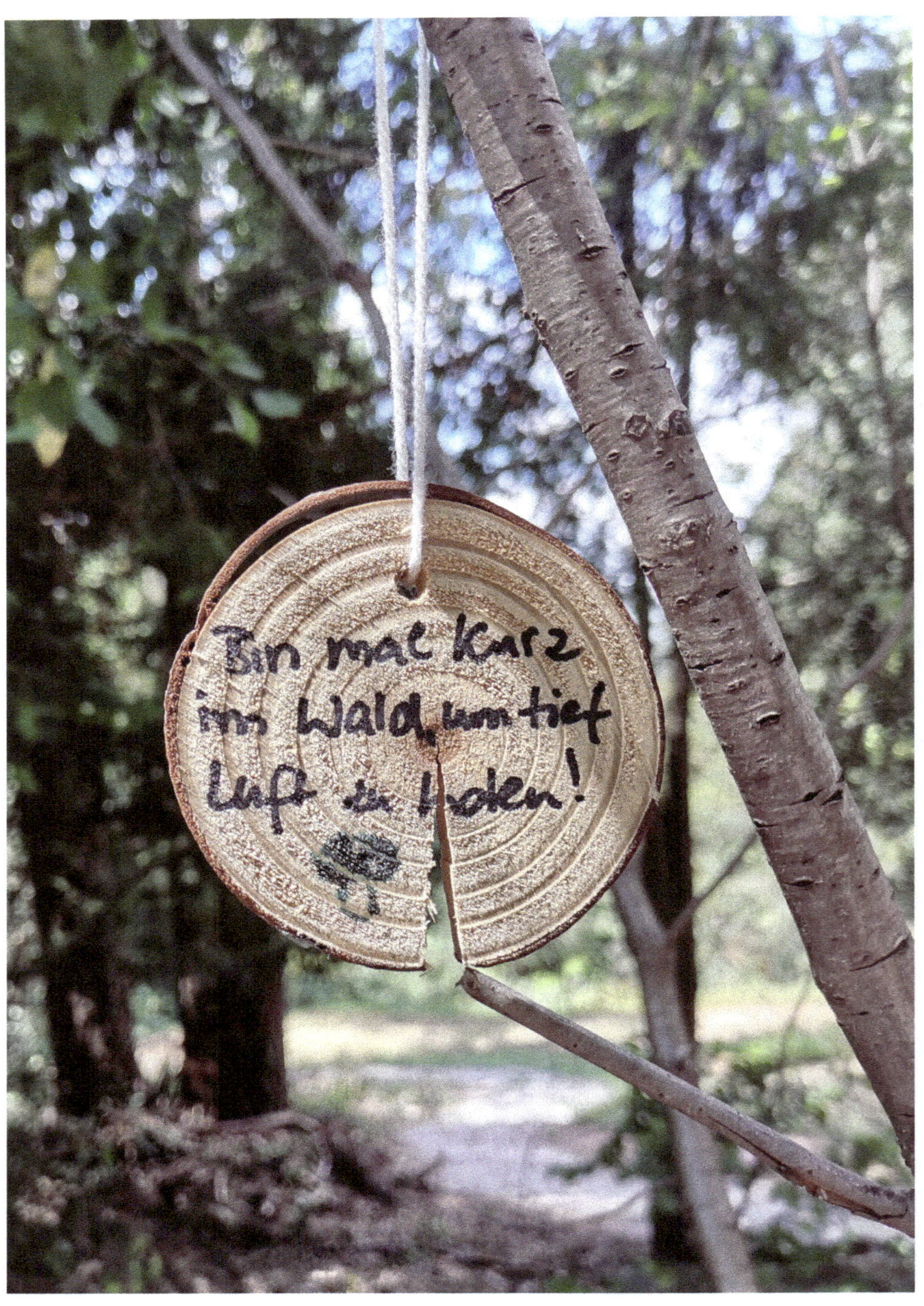
Bin mal kurz
im Wald, um tief
Luft zu holen!

Bewusstsein verbinden, desto mehr werden wir uns selbst verstehen und zu dem, wer wir eigentlich wirklich sind. Jung nennt das „Individuationsprozess" – der bewusste Prozess, um sich selbst zu verstehen.

Der „Schatten" ist nach Jung ein wichtiger Persönlichkeitsanteil und außerdem ein überpersönlicher Aspekt, ein Archetyp, des kollektiven Bewusstseins. Der Schatten symbolisiert im allgemeinen Verständnis das „bedrohlich wirkende Unbewusste", ein Dämon, wie „Hölderlin" ihn bezeichnete und auch daran zerbrach.

Ein psychisch Kranker ist jemand, der keine Seelenanteile mehr hat und in der Anderswelt stecken bleibt. Er lebt in seiner eigenen, von ihm geschaffenen Welt, ähnlich wie ein Dementkranker, der sich auch seine eigene Welt schafft. Dies ist allerdings körperlich und nicht psychisch bedingt.

## Schattenarbeit ist Bewusstwerdungsarbeit am Unbewussten:

Der Schatten besteht aus unbewussten oder teilbewussten Persönlichkeitsanteilen, die häufig verdrängt oder verleugnet werden, weil sie dem Vorstellungsbild des „Ichbewusstseins" entgegenstehen (Selbstlüge).

„Persona" (Jung) ist die Theatermaske, die Rolle, die wir im Leben spielen, um uns nicht selbst zu spielen. Diese Rolle entsteht schon in der Kindheit durch Gebote und Verbote, Anforderungen und Erwartungen. Durch Anpassungen aus gesellschaftlichen Gründen werden wahre Gefühle in den Schatten gestellt und verbannt, aber sie wachsen weiter, unabhängig vom Ich-Bewusstsein und versuchen immer wieder störend „dazwischen zu funken" (Schatteneruptionen). Und so kommen nur Teile der Persönlichkeit zur Entfaltung. Das heißt wir spielen nur eine Rolle in unserem Dasein. (Platons Scheinwelt)

Jung schreibt:
„Wenn man bis dahin der Meinung war, dass der menschliche Schatten die Quelle allen Übels sei, so kann man nunmehr erkennen, dass das Unbewusste im Menschen, eben der Schatten, sowohl aus moralisch-verwerflichen Tendenzen besteht, als auch aus einer Reihe positiver Qualitäten. Das Böse im Schatten entstehe oft erst durch „Verdrehung, Missdeutung, Verkrüppelung und missbräuchlicher Anwendung an sich natürlicher Aspekte".

## Schattenprojektion und Projektionsreflektion:

Der unbewusste persönliche Schatten, aber auch der kollektive Schatten, wird also zunächst negiert und auf Andere projiziert. Durch diese Bewusstseinsbildung können Krieg, Mord, Hass usw. entstehen. Deswegen ist die Bewusstwerdung der Schattenprojektionen, seine Integration, persönlich, wie gesellschaftlich, ein wesentlicher Schritt

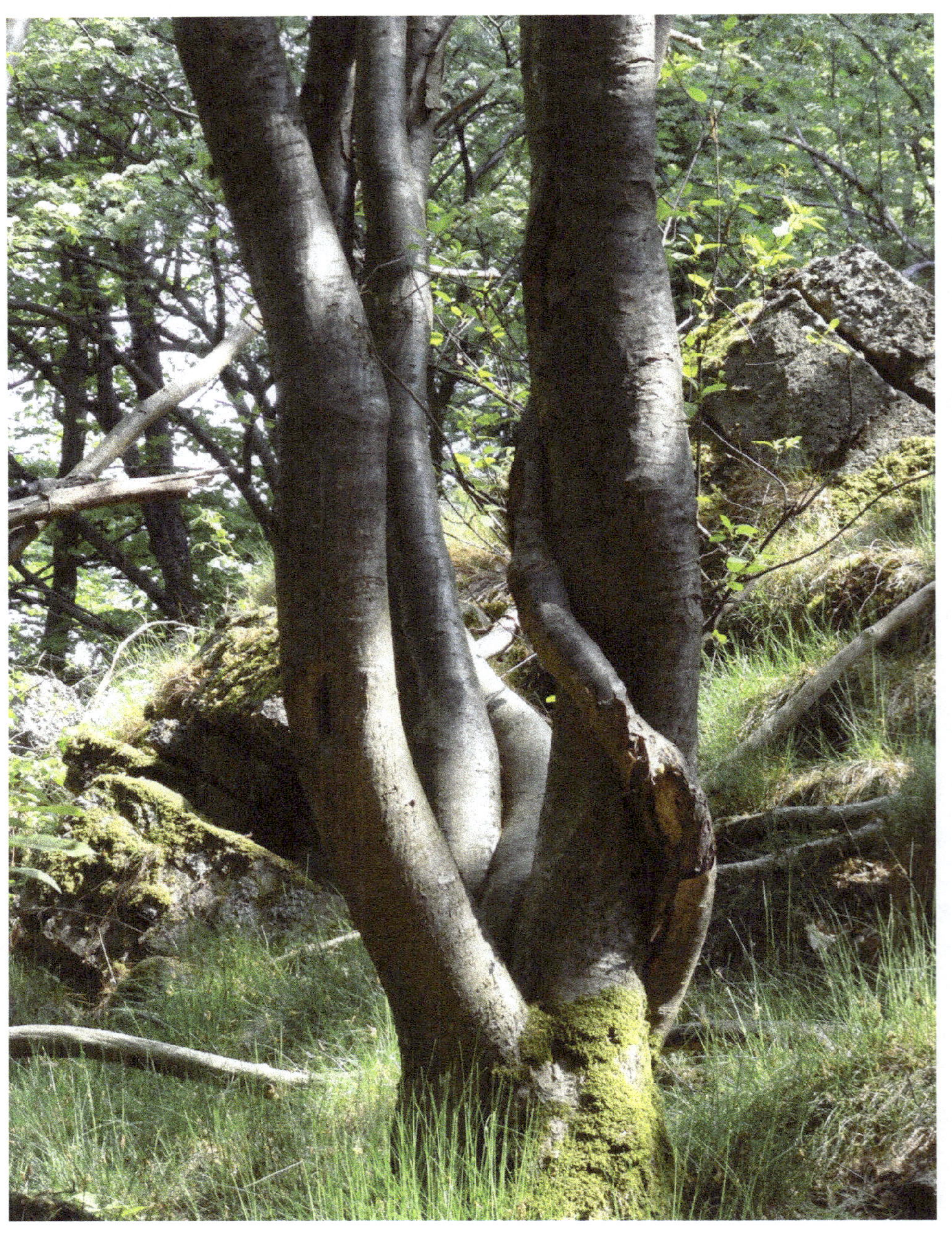

zur Konfliktlösung und zur Heilung. Da dies eine große seelische Leistung erfordert, benötigt sie den geschützten Rahmen einer Psychotherapie / Waldtherapie, oder die Behandlung durch einen Therapeuten, damit die Angst vor dem eigenen Schatten überwunden werden kann. Daher auch der Spruch: „Ich bin über meinen Schatten gesprungen."

Dazu sagt Jung: „Es ist oft tragisch zu sehen, auf wie durchsichtige Weise ein Mensch sich selber und anderen das Leben verpfuscht, aber um alles in der Welt nicht einsehen kann, inwiefern die ganze Tragödie von ihm selber ausgeht und von ihm selber immer wieder aufs Neue genährt und unterhalten wird."

Dadurch entstehen Vorurteile, wie: Fremdenfeindlichkeit, Rassismus, Antisemitismus, Hexenglaube usw., auch der Teufel ist eine Projektion.

Ich bezeichne nicht integrierte Schattenanteile, wenn sie nicht angenommen werden wollen, trotz therapeutischer Hilfe, als „Schallplatte" gleich Muster, die sich ständig wiederholen. Wenn jemand nicht bereit ist, sich von diesem sich ständig wiederholenden Schallplatte - Muster zu verabschieden, bedarf er meines Erachtens psychiatrischer Behandlung. Hier kann der Punkt erreicht sein, wo ein Therapeut aufgeben muss, denn nicht jede psychische Krankheit ist heilbar. So schwer es fallen kann dies zu akzeptieren, noch schlimmer wäre es, die Therapie als allmächtig zusehen und ihre Grenzen nicht zu akzeptieren.

Es kann zu einer erschütternden Erfahrung kommen, wenn man das Böse seiner Natur erkennt und ins Auge schauen muss. (Missbrauch z.B.)

Der kollektive Schatten erscheint als Archetyp oft als Rivale, Feind, oder Fremder, als eine negative Person mit einem anderen Temperament, anderer Hautfarbe und anderer Nationalität. Die Person hat etwas Bedrohliches, Furchterregendes. Es kommt zu einer bewussten / unbewussten Auseinandersetzung , wobei gleichzeitig eine Auseinandersetzung mit seinem Schatten stattfindet.

Ein typisches Muster: Der Ritter, (Held) befreit die Prinzessin aus der Bedrohung eines Drachens (Schatten – Mutterarchetyp, Stiefmutter…) Er tötet den Drachen und damit seinen Schatten.

## Die Macht der „dunklen" Schatten

Was ist ein Schatten? Wer ist der Saboteur?
„Je mehr ein Mensch sich geistig entwickelt, desto mehr wird er mit seinem Schatten konfrontiert. Wenn Sie sich in die Sonne stellen, können Sie Ihren Schatten sehen. Jeder von uns hat eine Alltagspersönlichkeit und ein dunkles, verborgenes Ich, das meist unbekannt, unterdrückt, vertuscht und geheim gehalten wird. Dieses dunkle ICH drückt

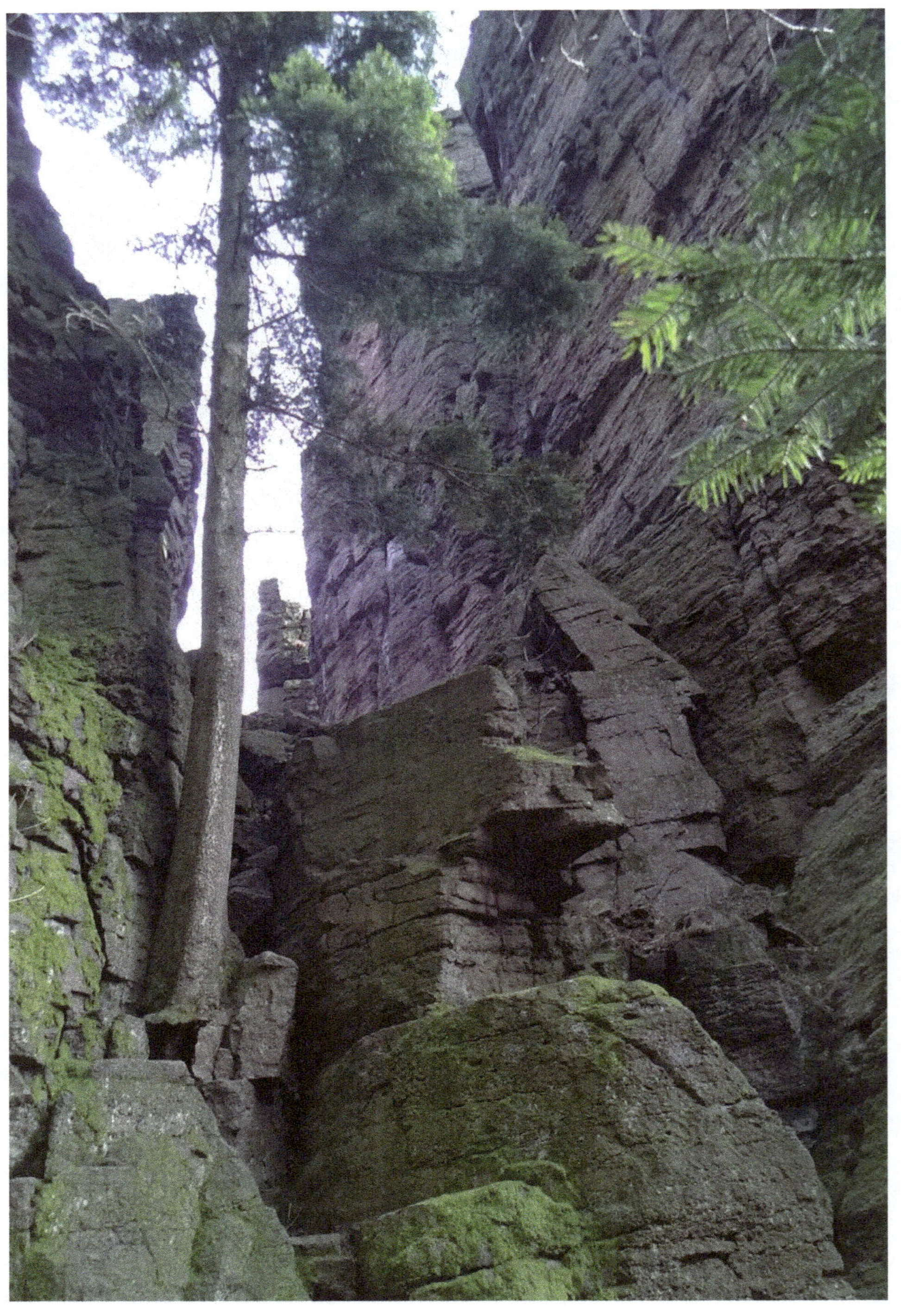

sich in negativen Emotionen, wie Wut, Eifersucht, Hass, Gier, Lüsternheit, Scham und mörderischen und selbstmörderischen Tendenzen aus. Tageszeitungen, Nachrichten und Since- Fiktion- Spiele leben davon, geben ihnen Nahrung und Existenz. Und wenn wir die Nachrichten anschauen, freuen wir uns, dass wir gerade nicht betroffen sind. So können wir uns beruhigt unseren eigenen Schatten im Fernsehen anschauen, ohne dass es uns bewusst wird und schadet.

## Wie entsteht so ein Schatten?

Er bildet sich in jedem Kind auf ganz natürliche Weise, z.B. so: Es klingelt, die Tante Hermi kommt zu Besuch. Die Mutter ruft zu Klein-Erna, dass sie anständig das Händchen geben soll und einen Knicks machen soll. Klein-Erna hasst Tante Hermi, auch weil sie immer zu laut lacht. Sie will aber die Mutter nicht enttäuschen. Also überwindet sie ihre Abneigung, benimmt sich anständig und brav, obwohl sie die Tante hasst. Hier ist schon die erste Bewusstseinsabspaltung geschehen.
Klein-Erna konnte ihre Gefühle nicht ausdrücken und musste sie ins Jenseits (Unbewusste) verbannen. Das Leben geht aber weiter und alle abgelehnten und verbannten Gefühle werden auch wieder in den Schatten verbannt und tragen so weiter zur Macht der dunklen Schatten bei. Später ist Klein-Erna nicht mehr in der Lage ihre wahren Gefühle auszudrücken. Diese angehäuften Erlebnisse können sich durchaus in neurotische Symptome entwickeln.

Das gefährliche an dem Schatten ist, dass er weder sichtbar, noch fassbar ist. Wir haben aber eine Möglichkeit den Schatten zu sehen, nämlich den bei anderen Menschen (Der hat aber einen Schatten).

Das Ziel dieser Zuweisung sind Ehepartner, Freunde, Fremde und besonders Lehrer. Das, was ich am meisten bei Anderen hasse, was mich wütend macht, ist der Inhalt meines eigenen Schattens.

Aber,  wir sind meistens so betriebsblind, dass wir in unseren Emotionen stecken bleiben, anstatt zu lernen. Es ist viel einfacher, den Lehrer oder Andere für alles verantwortlich zu machen, als seinen Schatten anzunehmen. Die direkte Begegnung mit unserem Schatten kann eine erschreckende Erfahrung sein, die unser Bild von unserem Selbst erschüttert. Deshalb verdrängen wir ihn auch ganz schnell wieder. Dies nennt man Selbstverleugnungsprozess, oder Selbstlüge. Wir bemerken unser Nichtbemerken nicht mehr.

## Der kollektive Schatten

Außer dem persönlichen Schatten gibt es noch einen kollektiven Schatten. Wie schon oben erwähnt, werden wir  durch die Nachrichten damit konfrontiert. Dieses beinhalten: das menschlich Böse, die Scheinheiligkeit, negative Gruppenprojektionen und das Aufbauen von Feindbildern.

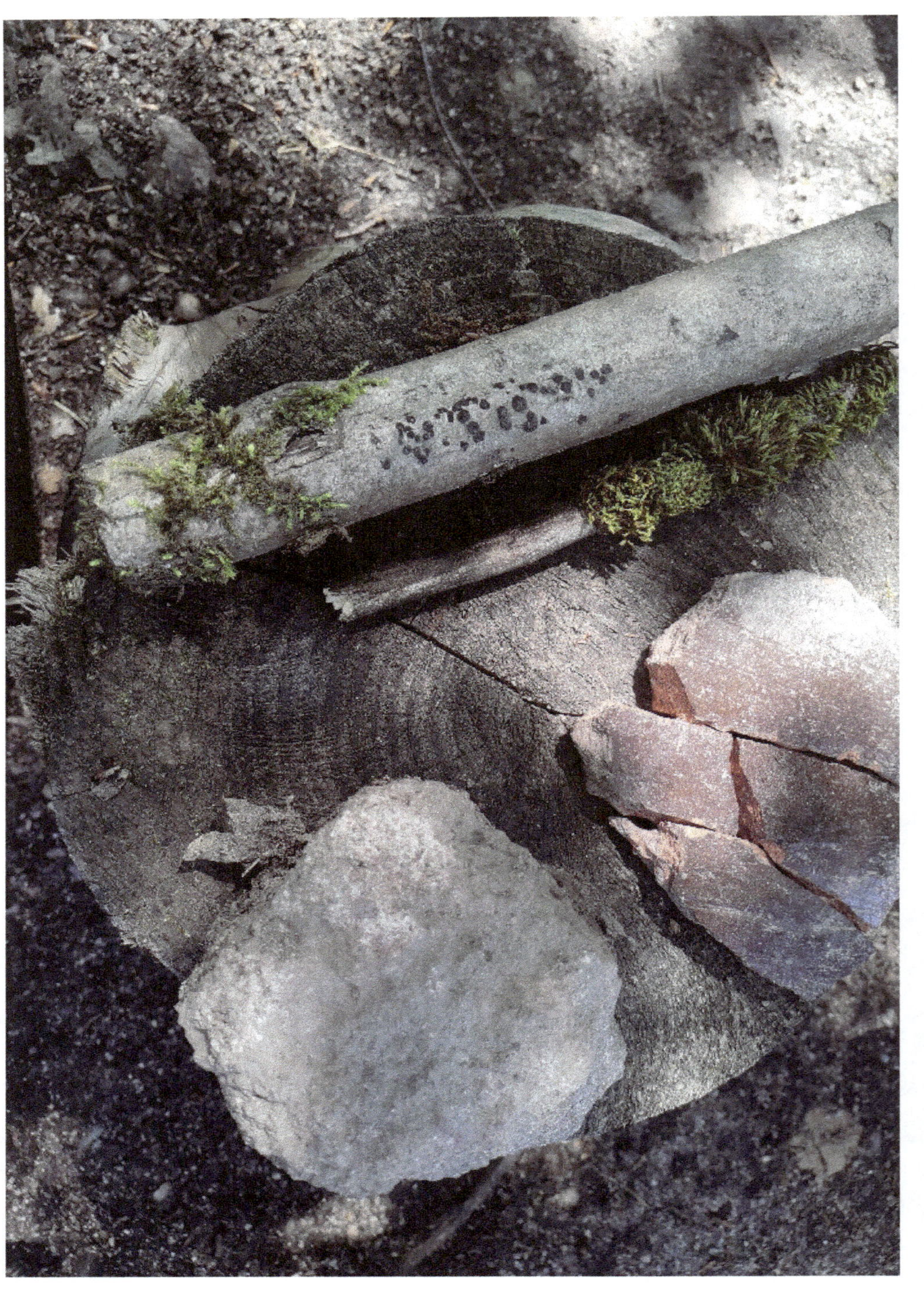

Auch unsere Phantasie deutet Schatten um, in Drachen, Ungeheuer und bedrohlichen Bestien. Die ganze Filmindustrie lebt auch von diesem Thema. Hier wird der Schatten in sicherer Entfernung angeschaut und unsere, eigenen dunklen Impulse können sich darin ausleben und entladen.

Ein weiterer Schatten, von dem wir alle betroffen sind, ist der Familienschatten. Er enthält alles, was das Familienbewusstsein von sich weist, alle Gefühle und Handlungen, die sie als Bedrohung für ihr eigenes Bild empfinden.

In einer wohlanständigen christlichen Familie wäre das z. B.: Trunksucht, Mischehen, Misshandlungen von Frauen und Kindern und auch sexueller Missbrauch.... Hier finden Tragödien statt und manch einer braucht jahrelange Psychotherapie, um aus diesem Trauma wieder zu entkommen.

Der Schatten ist allerdings kein Produkt der Neuzeit, er wurzelt in unserem Dasein, ist in uns verankert.

Denn unsere Ahnen konnten nur mit Hilfe und unter Einsatz von Zähnen und Klauen überleben. Es ist die Bestie in uns, die immer noch lebendig ist, obwohl sie die meiste Zeit eingesperrt bleibt. Sie rührt sich und quält uns, wenn wir unsere Gefühle unterdrücken wollen.

Wir haben uns für die Kultur und gegen die Natur entschieden und dadurch haben wir unsere Beziehung zu unserer eigenen Wildheit verloren.

# 7.2 Haftungsausschluss:

Vorsorglich verweise ich darauf, dass die von mir abgegebenen Informationen in diesem Buch aus einer verantwortungsvollen Literaturrecherche resultieren und dem neuesten wissenschaftlichen Stand der Forschung entsprechen.
Alle Angaben sind sorgfältig überprüft worden. Verlag, Herausgeber und Autorin übernehmen aber keinerlei Haftung für etwaige Personen-, Sach-oder Vermögensschäden, die aus der vorgestellten praktischen Anwendung entstehen.
Da weder Verlag, Herausgeber noch Autorin einen Einfluss auf Inhalte ggfs. zitierte Webseiten besitzen, distanzieren sie sich ausdrücklich gemäß LG Hamburg, Az 312 O 85 /98 von den entsprechenden Inhalten und betonen, sich deren Aussage nicht zu eigen zu machen.
Alle Angaben in diesem Buch wurden nach bestem Wissen erstellt.

Dieses Buch wurde nicht geschrieben, um Rezepte zu vermitteln oder als Ersatz für medikamentöse Behandlungen zu dienen. Die Angaben erfolgen ohne Verpflichtung oder Garantie der Autorin. Sie übernimmt keine Verantwortung und Haftung für etwa vorhandene Unklarheiten und inhaltliche Unrichtigkeiten. Die gegebenen Hinweise und Empfehlungen zur Selbsthilfe können bei schweren Erkrankungen den Arzt oder Heilpraktiker nicht ersetzen. Es empfiehlt sich deshalb immer, eine zusätzliche medizinische Diagnose vom Behandler einzuholen und sich von diesem therapeutisch begleiten und behandeln zu lassen.

Weiterhin weise ich aus rechtlichen Gründen darauf hin, dass meinem Buch kein Heilungsversprechen zugrunde liegt und weder Linderung noch Verbesserung einer Erkrankung oder bestimmter Beschwerden garantiert oder versprochen wird.
Dieses Buch ist eine vorbeugende Maßnahme, um gesund zu bleiben. Bei Krankheiten sollte man einen Arzt aufsuchen!

Baden-Baden im September 2024
Greta Hessel M.A.

# 7.3. Literaturliste


http://www.h.chiba-u.jp/prof/graduate/ryokuchi/ymiyazakie.html
https://www.primaveralife.com/duftwelten/waldbaden
https://writer.hix.ai/de/plagiarism-checker
(Das ECOLOG Instituts für sozialökologische Forschung und Bildung hat im Jahre 2009 festgestellt, dass 2/3 der Deutschen mindestens einmal im Jahr in den Wald gehen - die Hälfte davon alle zwei Wochen.)
www.intechopen.com
http://www.h.chiba-u.jp/prof/graduate/ryokuchi/ymiyazakie.html

Greta kocht anders. BOD Verlag, Norderstedt, ISBN: 9783732236114
Hyperaktivität bei Kindern und Erwachsenen

Waldbaden – Shinrin Yoku: Glückscamp für Kinder, Glücki und das Geheimnis der Glücksrollen

Greta Hessel und Dragi Lycka, 140 Seiten, Verlag: Book on Demand, Norderstedt, Erscheinungsdatum: 22.03.2019, ISBN-13: 9783749432622

PhiloSophia und die Liebe zur Weisheit – Philosophische Lebensweisheiten für den Alltag,

104 Seiten, Verlag: Books on Demand, Norderstedt, Erscheinungsdatum: 05.09.2019, ISBN-13: 9783749481088.

Verlag: Book on Demand, Norderstedt, Erscheinungsdatum: 22.02.2018, ISBN-13: 9783746044347.